Maria Lohmann

## Heilende Drinks

# Obst- und Gemüsesäfte, die gesund machen

### Mit 120 erfrischenden Cocktails und leckeren Rezepturen

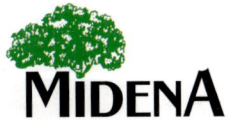

MiDenA

# Inhalt

**Fruchtsäfte versorgen Ihren Körper mit Mineralstoffen und Vitaminen.**

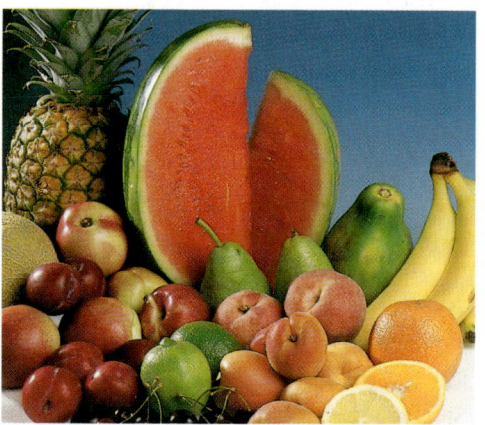

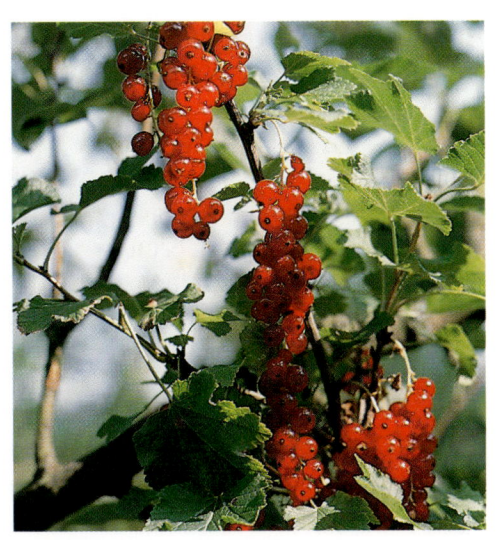

**Johannisbeeren helfen bei Rheuma und Gicht.**

# Lexikon der Wildkräuter und Wildgemüse 48

# Das Gemüse-lexikon 38

# Inhalt

**Zwiebelsaft lindert Schmerzen und Juckreiz nach Insektenstichen.**

# Naturkosmetik mit Säften 114

## Vorwort

»Wahre Schönheit kommt von innen!«, sagt der Volksmund und spielt damit auf die inneren, die charakterlichen Eigenschaften eines Menschen an. Gleichzeitig ist dieser Satz auch so zu verstehen, dass die Ernährung einen entscheidenden Anteil an unserer Gesundheit, Schönheit und Vitalität hat. Säfte aus Obst und Gemüse wurden von jeher sowohl zur Vorbeugung als auch zur Behandlung von Erkrankungen eingesetzt. Althergebrachtes aus der traditionellen Volksheilkunde verbindet sich in diesem Buch mit modernem Wissen über Vitamine, Mineralien und Vitalkost. Denn die Überlieferungen über die Heilkräfte in Früchten und Gemüse lassen sich heute wissenschaftlich beweisen, und der enge Zusammenhang zwischen Ernährung und Krankheit ist schon lange bekannt.

### Lebensmittel als Heilmittel

*Die wenigsten wissen, dass man z. B. Bronchitis mit Umschlägen aus Pellkartoffeln behandeln kann.*

Für viele klingt es unwahrscheinlich, dass Lebensmittel gleichzeitig Heilmittel sein können. Dabei eignen sich bestimmte Obst- und Gemüsearten zur Heilung von allerlei Krankheiten. Durch kleine Änderungen in Ihrem Speiseplan ist es möglich, vielen Krankheiten vorzubeugen bzw. chronische Beschwerden positiv zu beeinflussen. Vielleicht haben Sie bisher noch nicht die Erfahrung machen können, dass Gesundheit auch gut schmecken kann. Mit frischen Säften können Sie täglich etwas für Ihre Gesundheit und Vitalität tun, denn sie kräftigen und reinigen den Organismus. Aber auch bei gesundheitlichen Beschwerden und Störungen können Obst- und Gemüsesäfte – die grünen Säfte der Medizin – die Heilung unterstützen. Gerade in den letzten Jahren ist die Rohkost immer populärer geworden. Zahlreiche wissenschaftliche Untersuchungen belegen, dass viele der heilenden und gesundheitsfördernden Stoffe in Obst und Gemüse beim Kochen verloren gehen. Dennoch konnte sich die Rohkost nicht durchsetzen. Für viele haftet dem langwierigen Zerkauen einer rohen Karotte oder einer Paprika etwas Asketisches, Genussfeindliches an. Umso gelegener kommen uns da die schmackhaften Säfte: Sie sind nicht weniger wertvoll als die Rohkost und kommen den Wünschen der anspruchsvollsten Genießer entgegen.

*Säfte sind kein Allheilmittel, sie können aber den Heilungsprozess verschiedener Krankheiten aktiv unterstützen.*

### Säfte sind vielseitig einsetzbar

In vielen Fällen ergänzen sich die Heilsäfte mit anderen naturheilkundlichen Maßnahmen, die an entsprechender Stelle im vorliegenden Buch aufgeführt sind. Nicht immer ist es allein mit den heilenden Säften getan, sie leisten jedoch einen wichtigen Beitrag zur Vorbeugung vieler Krankheiten. Die hier vorgestellten Rezepte sind lediglich eine kleine Auswahl, denn aus nahezu allen Obst- und sehr vielen Gemüsearten lassen sich Gesundheitssäfte herstellen. Ich möchte Sie einladen, neue zu kreieren. Ihrer Fantasie sind dabei keine Grenzen gesetzt! Trinken Sie sich schön und vital!         *Maria Lohmann*

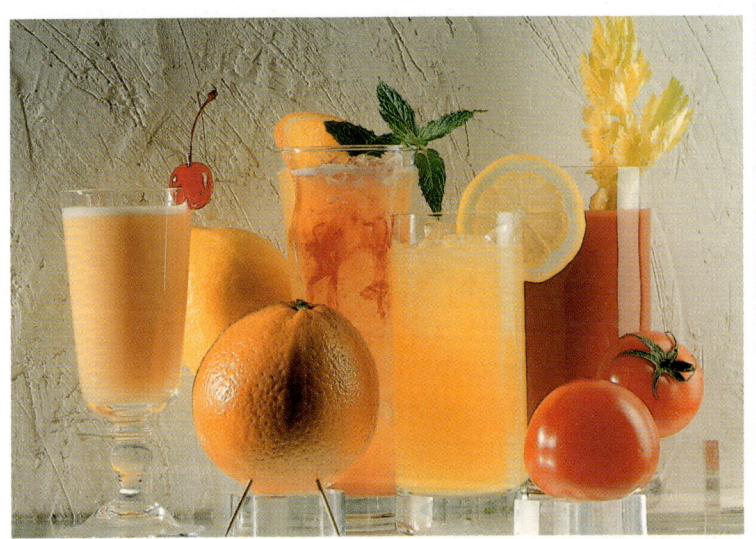

**Aus Obst und Gemüse lassen sich leckere Cocktails mischen.**

# Säfte – natürliche Heilmittel

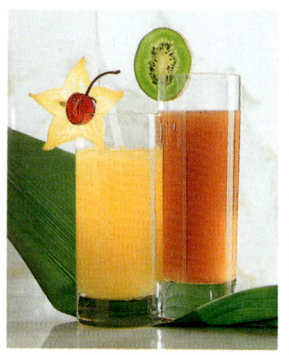

**Säfte sehen schön aus, schmecken gut und sind eine Wohltat für die Gesundheit.**

»Deine Nahrung sei dein Heilmittel«, befand bereits Hippokrates. Heute steht uns eine größere Auswahl an Lebensmitteln als je zuvor zur Verfügung. Dennoch ernähren sich die meisten einseitig. Dabei ist der Körper mit seinen Milliarden von Zellen auf die tägliche Zufuhr von Vitaminen angewiesen, da ein Großteil von ihnen nicht vom Körper gespeichert werden kann, sondern laufend von außen zugeführt werden muss. Frisches Obst und Gemüse spielen in diesem Zusammenhang die Schlüsselrolle.

## Verschlackung des Stoffwechsels

Langjährige Fehlernährung führt zu einer Verschlackung des Körpers. Die Entgiftungszentrale Leber und die Ausscheidungsorgane Niere und Haut sind meist völlig überlastet. Wenn sich im Körper zu viele Schlackenstoffe angesammelt haben, blockieren diese die Stoffwechselprozesse. Durch Heilsäfte und eine Umstellung der Ernährung lassen sich diese Blockaden wieder auflösen.

### Der Säure-Basen-Haushalt

Zahlreiche Beschwerden wie erhöhte Infektanfälligkeit, rasche Ermüdung und Antriebsschwäche, Hautleiden, Gelenkbeschwerden, Herz-Kreislauf-Erkrankungen und depressive Zustände können Folgen einer chronischen Übersäuerung des Körpers sein. Durch eine Ernährungsumstellung lassen sich diese Beschwerden in den meisten Fällen positiv beeinflussen.

Mediziner plädieren deshalb für eine basenreiche, überwiegend vegetarische Ernährung. Obst- und Gemüsesäfte können den Säure-Basen-Haushalt wieder ins Gleichgewicht bringen.

## Kleine Saftkunde

Nur in rohem Zustand können wir den optimalen Nutzen aus Obst und Gemüse ziehen, denn nur dann bleiben Vitamine und Mineralien voll erhalten. Ungekochte, d. h. naturbelassene Nahrung, ist »lebendige« Nahrung, wie der berühmte Ernährungsarzt Bircher-Benner die Rohkost bezeichnete. Erfahrungsgemäß vertragen viele Menschen, die an naturbelassene Nahrung zu wenig gewöhnt sind, Säfte zumindest am Anfang besser als Rohkost. Alle Obst- und Gemüsearten enthalten Mineralien, Vitamine und Spurenelemente wie Natrium, Kalium, Magnesium, Eisen usw. Die Nährwerte der einzelnen Obst- und Gemüsearten variieren naturgemäß je nach Klima, Reifegrad, Bodenbeschaffenheit und Anbaubedingungen. Die in diesem Ratgeber aufgeführten Werte sind daher Durchschnittsangaben.

*Der Gehalt an Vitalstoffen von Obst und Gemüse hängt von verschiedenen Faktoren ab wie Klima und Böden, Transportgeschwindigkeit und Lagerung.*

### HEILWIRKUNG VON SÄFTEN

* Massive Zufuhr von Mineralien, Vitaminen und anderen Heilstoffen
* Anregung aller Stoffwechselfunktionen
* Verdauungsfördernd, Regeneration des Darms
* Intensive Entschlackung, Ausleitung von Giftstoffen
* Aufhebung von Stoffwechselblockaden

* Stärkung des Immunsystems
* Aktivierung der Selbstheilungskräfte
* Steigerung der Leistungsfähigkeit, Vitalisierung
* Verbesserung des Schlafes
* Säfte sind basenbildend und wirken so der Übersäuerung entgegen

## Was ist beim Einkauf zu beachten?

**Ökologische Produkte** Verwenden Sie bevorzugt Produkte aus ökologischem Anbau – am besten aus dem eigenen Garten.

**Tagfrisch verwenden** Tagfrisch verwendetes Obst oder Gemüse ist am energiereichsten. Um Bakterien auszuschalten, sollten Sie keinesfalls verdorbene Rohkost verwenden.

*Der Transport von bestimmten Obstsorten aus fernen Ländern verschafft uns zwar frische Nahrungsmittel, ist aber ökologisch bedenklich.*

**Reifes Obst** Je reifer das Obst, desto aromatischer und ergiebiger ist der Saft.

**Nach Saison einkaufen** Beschränken Sie sich beim Kauf von Obst und Gemüse auf die jeweilige Erntezeit. Die Verwendung der Produkte außerhalb der Saison, z. B. Erdbeeren im Winter, ist nur bedingt empfehlenswert, da lange Lagerzeiten und Transportwege die Qualität nachhaltig beeinträchtigen. Außerdem gibt es zu jeder Jahreszeit ein großes und äußerst vielfältiges Angebot an einheimischem, frischem Obst und Gemüse, nach dem Motto: Was vor der Haustür wächst, ist für unseren Körper am bekömmlichsten.

**Selbst ziehen** Kräuter sind geschmacklich und hinsichtlich ihres Gehalts an Vitaminen und Mineralien eine echte Bereicherung. Sie können ohne großen Aufwand im Garten oder in Töpfen auf der Fensterbank angepflanzt und gezogen werden.

### NAHRUNGSMITTEL, DIE DEN SÄURE-BASEN-HAUSHALT BEEINFLUSSEN

| Basenbildner | Säurebildner |
| --- | --- |
| ✳ Kartoffeln | ✳ Fleisch, Wurst, Fisch |
| ✳ Gemüse | ✳ Geflügel |
| ✳ Sauerkraut | ✳ Eier, Käse |
| ✳ Blattsalate | ✳ Zucker, Süßigkeiten |
| ✳ Obst | ✳ Weißmehlprodukte |
| ✳ Milch | ✳ Alkohol |
| ✳ Stilles Mineralwasser | ✳ Kaffee |

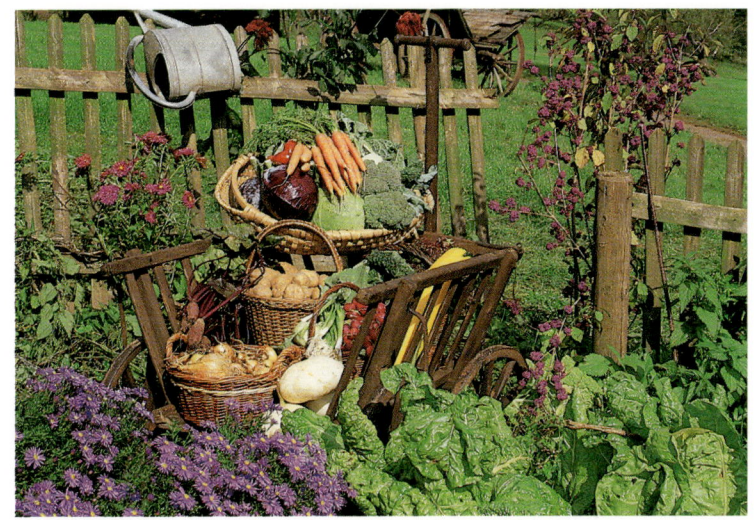

**Am gesündesten ist Obst und Gemüse aus dem Eigenanbau.**

## Schonende Behandlung und richtige Lagerung

Durch die richtige Behandlung und Lagerung von Obst und Gemüse vermeiden Sie Vitaminverluste.

### Tipps für den Umgang mit Obst und Gemüse

* Nur frisches Obst und Gemüse kommt für Säfte in Frage, denn nur frische Früchte haben den vollen Vitamingehalt. Welke und schlechte Stellen müssen entfernt werden.
* Bewahren Sie Obst und Gemüse kühl und dunkel, d. h. im Kühlschrank oder Keller, auf.
* Obst möglichst nicht schälen, denn bei vielen Früchten, besonders bei Kernobst, liegt der Hauptteil der Vitamine direkt unter der Schale und geht durch Schälen verloren.
* Wenn Sie Blattgemüse in feuchtes Papier bzw. Spargel und Karotten in ein feuchtes Tuch einschlagen, können Sie diese für kurze Zeit im Kühlschrank aufbewahren.
* Lagern Sie im Kühlschrank nie Obst und Kartoffeln zusammen, da sie sich gegenseitig beeinträchtigen.

*Obst und Gemüse sind besonders empfindliche Nahrungsmittel, die eine sachkundige Behandlung erfordern.*

*Die ausgewogene Kombination von Vitalstoffen und der geringe Kaloriengehalt machen Obst- und Gemüsesäfte zu einem wichtigen Bestandteil von Fastenkuren.*

✳ Sorgfältiges Waschen und Reinigen ist besonders wichtig, sonst können Keime ungehindert in den Saft übergehen. Obst und Gemüse immer erst nach dem Waschen putzen und klein schneiden.

✳ Knollengemüse, z. B. Sellerie und Rote Bete, sollte am besten nicht geschält, sondern mit einer harten Bürste unter fließendem Wasser gereinigt werden.

## Die wertvollen Inhaltsstoffe von Obst und Gemüse

**Wasser** Obst und Gemüse bestehen zu einem sehr großen Teil aus Wasser: Obst zu 80 bis 85 Prozent, Gemüse zwischen 85 und 95 Prozent. Durch die Methode des Entsaftens bleiben die Vitalstoffe im Saft erhalten, unverdauliche Faserstoffe hingegen werden entfernt. In manchen Fällen verzichtet man sogar absichtlich auf die Faserstoffe, da Säfte bei vielen Erkrankungen die schonendste Zubereitungsform sind.

**Zucker** Entscheidend für den Zuckergehalt – er liegt bei Obst zwischen 8 und 14 Prozent – ist der Reifegrad der Früchte. Bei einigen besonders süßen Sorten wie Trauben oder Feigen liegt er allerdings deutlich höher. Der Zuckergehalt im Gemüse dagegen ist mit 0,5 bis 2 Prozent sehr gering.

**Kohlenhydrate** Bei Gemüse liegt der Kohlenhydratgehalt zwischen 10 und 70 Gramm pro 100 Gramm essbarem Anteil und bei Früchten zwischen 40 und 70 Gramm.

**Eiweiß** Obst enthält kaum Eiweiß, Gemüse teilweise viel. Zu den eiweißreichen Sorten gehören hier Knoblauch, Zwiebeln, Rosenkohl und Kartoffeln.

**Fett** Der Fettgehalt ist mit durchschnittlich 0,1 bis 0,5 Prozent im Obst und 0,5 bis 1 Prozent im Gemüse äußerst gering.

**Fazit** Obst und Gemüse haben einen niedrigen Fett- und Kaloriengehalt und einen hohen Vitalstoff- und Wassergehalt. Dies macht Obst- und Gemüsesäfte besonders wertvoll.

## SAFTVERPACKUNG

Kaufen Sie Fruchtsäfte und Gemüsesäfte nur in getönten Flaschen, da in Klarglasflaschen infolge der Lichteinwirkung zahlreiche Vitamine verloren gehen.

*Deutschland ist weltweit Spitzenreiter beim Safttrinken. Pro Kopf lag der Verbrauch 1996 bei etwa 41 Litern.*

## Frisch gepresst oder fertig gekauft?

Fruchtsäfte sind so beliebt wie noch nie! 1996 lag der Pro-Kopf-Verbrauch bei rund 41 Liter. Damit ist Deutschland Spitzenreiter beim Saftkonsum, gefolgt von Österreich und den USA. Bei diesen erheblichen Mengen stellt sich natürlich die Frage, warum die Säfte nicht – preisgünstig – selbst herstellen, frei von Konservierungsstoffen, anstatt sie zu kaufen? Nicht immer ist dies jedoch möglich – sei es aus Zeitgründen oder weil gerade keine Erntezeit für die gewünschte Obst- oder Gemüsesorte ist. Falls Sie Ihren Saft also kaufen, sollten Sie auf die folgende Qualitätskriterien achten.

### Saft, Nektar oder Getränk

Im Angebot sind Fruchtsäfte, Fruchtnektare und Fruchtsaftgetränke, die sich hinsichtlich Qualität und Vitamingehalt deutlich voneinander unterscheiden.

**Fruchtsäfte** Sie bestehen zu 100 Prozent aus reinem Saft, in der Regel ohne Zusatz von Zucker. Allerdings dürfen geringe Mengen Zucker – bis zu 15 Gramm – ohne Deklaration zugesetzt werden. Viele Säfte werden heute aus Fruchtsaftkonzentrat hergestellt. Das Konzentrat entsteht durch Erhitzung des Saftes und Zentrifugierung (Schleudern mit hoher Geschwindigkeit). Durch dieses Verfahren, das der Erleichterung des Transportes und der Lagerhaltung dient, ergeben sich beträchtliche Aromaverluste. Später werden die Konzentrate wieder mit Wasser aufgefüllt. Säfte, die aus Konzentrat hergestellt werden, sind entsprechend gekennzeichnet.

*Fruchtsaftgetränke sind in den meisten Fällen nicht wesentlich billiger als echte Säfte. Für die 70 Prozent zugesetztes Wasser bezahlt man also recht teuer.*

**Fruchtnektare** Bei Nektaren liegt der Anteil an reinem Fruchtsaft zwischen 25 und 60 Prozent. Der Rest besteht aus Wasser, Zucker oder Bienenhonig. Bis zu 20 Prozent Zucker darf einem Nektar zugesetzt werden.

**Fruchtsaftgetränke** Sie werden aus einem oder mehreren Fruchtsäften oder Fruchtsaftkonzentraten hergestellt. Je nach Obstsorte müssen sie einen bestimmten Anteil an Fruchtsaft enthalten: Zitrusgetränke 6 Prozent, Trauben und Kernobst je 30 Prozent. Der Vitamingehalt in Fruchtsaftgetränken ist entsprechend gering.

Viele Säfte tragen auf dem Etikett den Hinweis »mit Zusatz von Vitamin C« oder »Kalzium«, was nichts anderes bedeutet, als dass synthetische Vitamine und Mineralstoffe zugesetzt wurden. Neue Forschungen haben ergeben, dass Vitaminpillen oder künstlich angereicherte Säfte weniger nutzen als frische Obst- und Gemüsesäfte.

Bei der Überlegung, Säfte selbst zu pressen oder zu kaufen, stellen die grünen Heilsäfte aus Wildkräutern- und gemüse sicherlich eine Ausnahme dar: Ihre Zubereitung ist nämlich zeit-

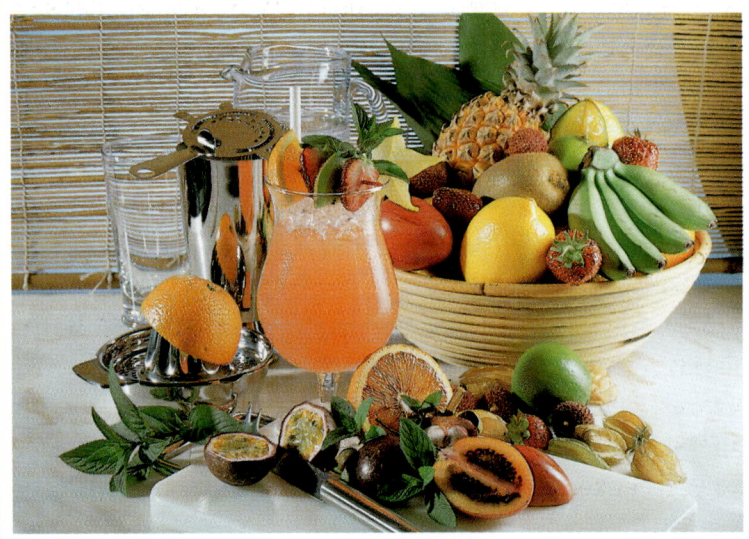

**Selbst gepresste Säfte enthalten keinen Zucker und sind trotzdem weitaus schmackhafter als gekaufte.**

| RICHTIG TRINKEN | |
|---|---|
| »Kauen« Sie die Säfte, indem Sie sie im Mund einige Male hin und her bewegen, vergleichbar mit einem guten Wein. Das aktiviert die Verdauungsenzyme. Nehmen | Sie Säfte nur in kleinen Schlücken zu sich, und behalten Sie die Flüssigkeit ca. 15 Sekunden im Mund, da die Kohlenhydratverdauung bereits hier beginnt. |

lich sehr aufwendig, und die benötigten Pflanzen stehen nur saisonal zur Verfügung. Qualitativ sehr hochwertige Säfte aus der Apotheke und dem Reformhaus sind hier eine echte Alternative.

## Wie viel Saft ist gesundheitsfördernd?

Säfte stillen nicht nur den Durst, sie sind auch ein wertvolles Nahrungsmittel. Daher ist es wichtig, dass Sie die Dosierung an Ihrem persönlichen Bedarf ausrichten, je nachdem wie Sie sich im Alltag ernähren: Essen Sie vollwertig, ist der Bedarf an Nährstoffen und Vitaminen geringer als bei jemand, der sich vorwiegend von Pizza und Hamburgern ernährt.

*Auch bei Säften gilt es, die tägliche Dosis maßvoll zu wählen. Dies geschieht aber nicht automatisch, da man bei großen Mengen die Lust am Safttrinken verliert.*

### Säfte sind Energielieferanten

Zur Vorbeugung von Krankheiten und zur Vitalisierung ist eine Menge von etwa zwei Gläsern pro Tag zu empfehlen. Die Säfte liefern übrigens so viel Energie, dass Sie durchaus eine Mahlzeit ersetzen können.

Fruchtsäfte, vor allem aus süßem Obst, enthalten eine Menge natürlichen Zucker. Ihr Kaloriengehalt ist bei der übrigen Ernährung zu berücksichtigen. Gemüse- und Wildkräutersäfte sind dagegen deutlich kalorienärmer. Vorsicht! Säfte sollten von Diabetikern nur nach Absprache mit dem Arzt getrunken werden.

*Ein großer Teil der Gemüsesäfte hat eine entschlackende Wirkung. Deshalb sind sie für eine Fastenkur besonders geeignet.*

Um im Rahmen einer Fastenkur abzunehmen, kann die Saftmenge auf etwa einen Liter pro Tag gesteigert werden. Geeignet sind besonders Gemüse- und Kräutersäfte. Die täglich zugeführte Kalorienzahl muss in jedem Fall unter dem Bedarf des Organismus liegen, da sonst keine nennenswerte Gewichtsabnahme erfolgt. Bei medizinischen Heilpflanzen wie Löwenzahn ist die tägliche Menge geringer, häufig reicht bereits ein Esslöffel pro Tag aus.

### Verteilung der Säfte über den Tag

Am besten kann der Organismus die wertvollen Wirkstoffe der Säfte aufnehmen, wenn sie über mehrere Portionen verteilt getrunken werden. Der Kaloriengehalt der übrigen Mahlzeiten wird entsprechend dem Kaloriengehalt der Säfte verringert. Es bieten sich verschiedene Möglichkeiten der Einnahme an, die Sie individuell nach Ihren Bedürfnissen bzw. in Absprache mit Ihrem Arzt oder Therapeuten auswählen:

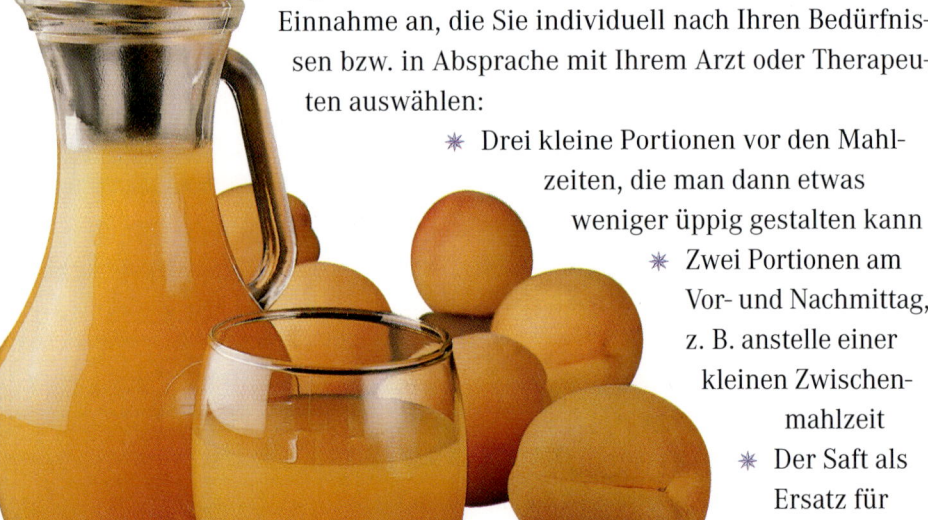

* Drei kleine Portionen vor den Mahlzeiten, die man dann etwas weniger üppig gestalten kann
* Zwei Portionen am Vor- und Nachmittag, z. B. anstelle einer kleinen Zwischenmahlzeit
* Der Saft als Ersatz für eine Hauptmahlzeit, z. B. Frühstück oder Mittagessen.

# Die Küchenausrüstung
## Entsafter, Mixer & Co.

Wenn Sie jeden Tag frische Säfte herstellen wollen, ist die Anschaffung eines elektrischen Entsafters ratsam. Die handelsüblichen Geräte sind einfach zu bedienen und praktisch, wenn man jeden Tag frische Säfte zubereiten möchte. In den modernen Entsaftern werden die Früchte zunächst gehobelt oder geraspelt, anschließend wird mithilfe einer Zentrifuge der Saft gewonnen. Dadurch wird der Saft mit allen Vitalstoffen von den Faserstoffen getrennt. So kann der Körper alle wichtigen Stoffe mit dem Saft unmittelbar aufnehmen. Die langwierige Verdauung der Faserstoffe bleibt ihm erspart.

*Neuere Entsaftermodelle gehen mit der Frucht oder dem Gemüse so schonend um, dass keine Vitalstoffe verloren gehen.*

### Die Wahl des richtigen Geräts

Man unterscheidet zwei Methoden der Saftgewinnung: kaltes und warmes Entsaften. Die meisten Obst- und Gemüsesorten lassen sich kalt pressen. Beerenfrüchte hingegen müssen kurz wärmebehandelt werden, z. B. mit heißem Dampf, damit man mehr Saft aus ihnen gewinnen kann.

**Entsafter** Im Handel gibt es verschiedene Entsaftermodelle, die meisten sind sehr preisgünstig und qualitativ hochwertig. Sie unterscheiden sich vor allem hinsichtlich der Motorstärke und der Saftausbeute. Beim Kauf sollten Sie unbedingt darauf achten, dass die Maschine leicht zu reinigen ist und dass außerhalb der Maschine ein spezieller Auffangbehälter für die nicht brauchbaren Faserstoffe angebracht ist. Reinigen Sie den Entsafter nach jedem Gebrauch, sonst klebt das Fruchtfleisch fest und ist nur mühsam zu entfernen. Bei weichen Nahrungsmitteln wie Birnen, Grüngemüse und Wildkräutern ist es deshalb günstig, vorher und nachher festes Obst oder Gemüse wie Karotten oder Äpfel zu entsaften. Das erleichtert die Reinigung und verhindert das Verstopfen des Entsafters.

## STÄRKUNG DES ABWEHRSYSTEMS

Trinken Sie Säfte etwa eine halbe Stunde vor den Mahlzeiten, denn so stärken Sie das Abwehrsystem. Nach der Aufnahme von gekochter Nahrung kommt es zu einem kurzzeitigen Anstieg der Anzahl der weißen Blutkörper-chen – eigentlich eine Abwehrreaktion des Organismus gegen schädigende Einflüsse. Wenn dagegen vor den Mahlzeiten Frischsäfte getrunken werden, verändert sich die Zahl der weißen Blutkörperchen nicht.

**Mixer** Diese Geräte dienen ausschließlich der Mischung von Säften. Zur Herstellung von Säften sind sie ungeeignet, da sie die Früchte lediglich pürieren und die Faserstoffe erhalten bleiben. Bananen sind für den Entsafter zu weich, kombiniert man sie jedoch mit Orangensaft, dann kann man sie leicht zu einem guten Drink mixen.

**Handpresse** Bei kleineren Mengen Zitronen, Orangen oder Grapefruits genügt eine einfache Handpresse.

*Für größere Mengen Zitrusfrüchte ist eine elektrische Zitruspresse zu empfehlen. Geschält sind Zitrusfrüchte übrigens auch für den Entsafter geeignet.*

## Was ist beim Entsaften zu beachten?

Um einen möglichst hohen Vitamingehalt zu gewährleisten, sollten Sie Säfte erst unmittelbar vor dem Trinken herstellen. Für einige Stunden können Sie sie in einem lichtundurchlässigen Gefäß im Kühlschrank aufbewahren.

Wildkräuter und -gemüse sollten vor dem Auspressen gut unter kaltem Wasser gewaschen und gegebenenfalls leicht zerkleinert in den Entsafter gegeben werden. Es empfiehlt sich, jeweils nur kleine Mengen herzustellen, da die Säfte leicht gären. Für die Wildkräutersäfte werden nur die therapeutisch wirksamen Bestandteile der Pflanze verwendet, beispielsweise für den Birkensaft ausschließlich die Blätter oder für den Baldriansaft nur die Wurzel.

## Auf die Mischung kommt es an

Obst und Gemüse können zusammen entsaftet werden. Es gibt Fruchtsorten, die besonders gut harmonisieren. Der Zusatz von Bienenhonig oder Traubenzucker kann den Geschmack verfeinern. Einige Gemüsesäfte schmecken alleine nicht besonders gut. Sie können mit anderen Sorten kombiniert werden.

Gemüsesäfte vertragen sich nicht immer ideal mit Obstsäften. Wichtige Verbindungsglieder sind Apfel- und Karottensaft, die mit beinahe allen (Gemüse-)Säften harmonisieren.

Trinken Sie nicht immer den gleichen Saft! Dies kann nämlich zu einer einseitigen Aufnahme einzelner Vitamine, Mineralien und Spurenelemente führen, die wiederum zu Verschiebungen im Stoffwechselhaushalt führen können. Durch Mischungen, wie z. B. Apfel und Karotten, Apfel und Sellerie, nehmen Sie eine ausgewogene Menge aller wichtigen Stoffe auf.

Der Saft von Blattgemüsen und Kräutern hat einen hohen Gehalt an Chlorophyll, der einen bitteren Geschmack verleiht. Grüne Gemüsesäfte können den Magen reizen, daher sollten Sie sie mit milden Säften mischen.

*Cocktails aus Gemüsesäften schmecken nicht nur besser, sie sind auch der Gesundheit zuträglicher als der Saft aus einer Frucht.*

**Obst und Gemüse für den Entsafter muss nicht perfekt aussehen. Braune Stellen schneidet man einfach heraus.**

# Heilsame Inhaltsstoffe

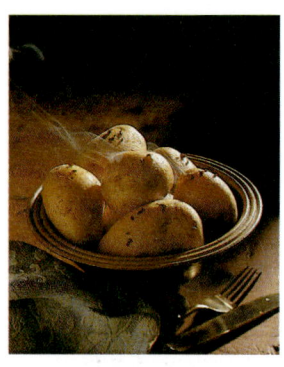

**Die Kartoffel enthält ein besonders ausgewogenes Verhältnis wichtiger Vitalstoffe. Ihr Wert wird oft unterschätzt.**

**Rohes Obst und Gemüse enthält drei wichtige Wirkstoffgruppen, die für die Erhaltung unserer Körperfunktionen unverzichtbar sind: Mineralien, Vitamine und sekundäre Pflanzenstoffe. Ein Teil dieser Wirkstoffe – vor allem die Vitamine – kann unser Körper nicht speichern, sie müssen ihm also in ausreichender Menge und ständig neu zugeführt werden. Je stärker unsere Nahrung industriell verarbeitet ist, desto weniger dieser Stoffe enthält sie.**

## Mineralstoffe und Spurenelemente

Überall im Körper werden Mineralien gebraucht. Zu den wichtigsten zählen Kalium, Natrium, Kalzium, Phosphor und Magnesium. Durch eine Saftkur reichern sich die Körperzellen mit Kalium an und befreien das Gewebe von dort angesammeltem Natrium – mit positiven Folgen für Zellstoffwechsel, Herz und Kreislauf.

*Das Fehlen verschiedener Mineralstoffe in unserer Nahrung kann auf die Dauer die Ursache schwerer chronischer Krankheiten sein.*

### Eisen
*Aufgabe:* Zuständig für Blutbildung und Sauerstoffversorgung
*Vorkommen:* Petersilie, Spinat, Schwarzwurzeln und Beeren
### Kalium
*Aufgabe:* Reguliert den Wasserhaushalt und die Herzfunktion
*Vorkommen:* Aprikosen, Kartoffeln, Spinat, Petersilie, Löwenzahn, Trauben, Johannisbeeren und Bananen
### Kalzium
*Aufgabe:* Baustein für Knochen und Zähne

*Vorkommen:* Petersilie, Sellerie, Spinat, Fenchel, Johannisbeeren

**Magnesium**

*Aufgabe:* Beruhigt Herz, Muskeln und Nerven, »Anti-Stress-Mineral«

*Vorkommen:* Kartoffeln, Spinat, Löwenzahn, Bananen

**Natrium**

*Aufgabe:* Reguliert den Flüssigkeitshaushalt

*Vorkommen:* Gemüse, Kartoffeln

**Selen**

*Aufgabe:* Unterstützt das Zellwachstum, Entgiftungsfunktion bei Umweltbelastungen (z. B. Amalgam)

*Vorkommen:* Bananen, Leinsamen, Getreide, Gemüse

**Silizium**

*Aufgabe:* Baustoff für Haare, Haut, Bindegewebe und Nägel

*Vorkommen:* Kartoffeln, Aprikosen

**Zink**

*Aufgabe:* Wundheilung, beugt Hauterkrankungen vor

*Vorkommen:* Bananen, Orangen, Zwiebeln, Weizenkeime

*Selen ist – neben verschiedenen Vitaminen – ein wirkungsvolles Nahrungsergänzungsmittel zur Krebsvorsorge.*

# Die Vitamine im Überblick

Vitamine steuern die biochemischen Abläufe im Körper und ermöglichen damit einen ungestörten Ablauf aller Stoffwechselvorgänge. Sie spielen eine wichtige Rolle bei der Energiegewinnung, der Stärkung des Abwehrsystems, der Regulierung des Mineralstoffhaushalts, der Produktion und dem Aufbau von Zellen und Blutkörperchen und tragen in erheblichem Maße zur Stabilität von Knochen und Zähnen bei. Bekannt sind heute 13 Vitamine, die in fettlösliche und wasserlösliche Vitamine unterteilt werden. Eine Vitaminüberdosierung ist bei Säften nicht zu befürchten. Die wasserlöslichen Vitamine scheidet der Körper wieder aus.

*Vitamine sind für uns lebenswichtig, da sie die biochemischen Prozesse in unserem Körper steuern und damit den gesamten Stoffwechsel regeln.*

21

| ALLE VITAMINE AUF EINEN BLICK | | | | |
|---|---|---|---|---|
| *Vitamin* | *Bedarf* | *Vorkommen* | *Aufgaben* | *Bemerkungen* |
| **Vitamin A** (Beta-Carotin) | 1,5 bis 2 mg | Karotten, Pfirsich, Sauerkirschen, Löwenzahn, Spinat, Käse | Sehfunktion, wichtig für Haut und Wachstum, »Schönheitsvitamin« | Bei Mangel: trockene, schuppige Haut; stets 1 Tropfen Öl oder Sahne zufügen, sonst kann Vitamin A nicht aufgenommen werden; lichtempfindlich, fettlöslich |
| **Vitamin D** (Calciferole) | 5 µg (400 J E) | Öle, Butter, Eier, Käse, in Obst und Gemüse nicht enthalten | Wichtig für den Knochenstoffwechsel | Jeden Tag 10 Minuten Sonne stimuliert die Vitamin-D-Bildung ausreichend; fettlöslich |
| **Vitamin E** (Tocopherol) | 15 bis 30 mg | Weizenkeim- und Sonnenblumenöl, Löwenzahn, Paprika, Sellerie | Abwehr von zellschädigenden freien Radikalen | Bei Mangel: Muskelschwäche, neurologische Störungen; fettlöslich |
| **Vitamin K** (Phyllochinone) | 80 µg | Alle Kohlsorten, Sauerkraut, Spinat, Kiwi, Kartoffeln | Wichtig für die Gerinnungsfunktionen des Blutes | Bei Mangel: verstärkte Blutungsneigung; fettlöslich |
| **Vitamin C** (Ascorbinsäure) | 75 mg | Zitrusfrüchte, Kiwi, Paprika, schwarze Johannisbeeren, Sanddorn | Infektabwehr; verbessert die Aufnahme von Eisen aus dem Darm | Bei Mangel: Infektanfälligkeit, Abwehrschwäche; lichtempfindlich, wasserlöslich |
| **Vitamin $B_1$** (Thiamin) | 1,4 mg | Grünes Blattgemüse, Kartoffeln, Getreide, Weizenkeime | »Nervennahrung«, wichtig für den Energiestoffwechsel | Bei Mangel: verminderte Leistungsfähigkeit, Muskelschwäche. Übermäßige Zufuhr von Zucker und Weißmehl führt zu einer Unterversorgung von Thiamin; wasserlöslich |

| ALLE VITAMINE AUF EINEN BLICK | | | | |
|---|---|---|---|---|
| *Vitamin* | *Bedarf* | *Vorkommen* | *Aufgaben* | *Bemerkungen* |
| **Vitamin B$_2$** (Riboflavin) | 1,7 mg | Spinat, Löwenzahn, Fenchel, Weizenkeime | Wichtig für die Energiegewinnung und Hautregeneration | Bei Mangel: rissige Lippen und Mundwinkel, Sehstörungen, Blutarmut; wasserlöslich |
| **Vitamin B$_6$** (Pyridoxin) | 2 mg | Bananen, Kartoffeln, Paprika, Karotten, Sauerkraut | Wichtig für Eiweißstoffwechsel und Blutbildung | Langjährige Pilleneinnahme kann zu Vitamin-B$_6$-Mangel führen; wasserlöslich |
| **Vitamin B$_{12}$** (Cobalamine) | 5 µg | Fleisch, Milch, Käse, Soja, Sauerkraut | Bildung der roten Blutkörperchen | Bei Mangel: Müdigkeit, Blutarmut, Zungenbrennen; wasserlöslich |
| **Niacin** (Vitamin B$_3$) | 18 bis 20 mg | Weizenkeime, Nüsse, Vollkornprodukte, Kohl | Wichtig für Energiegewinnung und Nerven | Bei Mangel: Depressionen, Müdigkeit, Kopfschmerzen; wasserlöslich |
| **Pantothensäure** | 10 mg | Broccoli, Wassermelone, Getreide | Entgiftungsfunktion, Regeneration der Haut | Pantothensäure ist wegen ihrer hautschützenden Eigenschaften in vielen Wundsalben enthalten; wasserlöslich |
| **Folsäure** | 300 µg | Spinat, Karotten, Kirschen, Weizenkeime | Wichtig für Zellaufbau; zu Beginn der Schwangerschaft erhöhter Bedarf | Bei Mangel: Blutarmut, Schleimhautstörungen, Missbildungen; wasserlöslich |
| **Biotin** (Vitamin H) | 100 µg | Spinat, Avocado, Bananen, Karotten | Schönheitsvitamin für Haare, Haut und Nägel | Bei Mangel: schuppige Haut, Hautentzündungen; wasserlöslich |

## Sekundäre Pflanzenstoffe

*Die wertvollen sekundären Pflanzenstoffe können aus Säften vom Körper besonders gut aufgenommen werden.*

Neben den primären Inhaltsstoffen (Fett, Eiweiß und Kohlenhydrate) enthalten Pflanzen weitere »sekundäre« Substanzen, die zwar nur in geringen Mengen vorkommen, deren besondere gesundheitsfördernde Wirkung aber gerade in letzter Zeit in einer Vielzahl von Studien bewiesen wurde. Dazu zählen die Pflanzenfarbstoffe sowie spezielle Abwehrstoffe, die die Pflanzen zum Schutz gegen Krankheiten produzieren. Obwohl die Forschungen auf Hochtouren laufen, sind bis heute zahlreiche weitere Heilstoffe in den Pflanzen noch nicht bis ins letzte Detail untersucht und analysiert.

### Das Heilgeheimnis alter Hausrezepte

Von alters her haben heilkundige Menschen Hausmittel empfohlen, die besonders viele dieser Stoffe enthalten. In alten Kräuterbüchern finden wir eine große Zahl von Heilrezepten, in denen Anwendungen mit Obst und Gemüse im Vordergrund stehen. Und gerade hier entfalten die sekundären Pflanzenstoffe ihre Wirkung am stärksten.

Untersuchungen haben jetzt bestätigt, dass die Pflanzenschutzstoffe in den Körperzellen Enzyme aktivieren und damit die Zellatmung verbessern. In aktuellen Studien der Deutschen Gesellschaft für Ernährung (DGE) zeigte sich sogar, dass diese positiven Effekte bei Säften ausgeprägter sind als bei Salat und Rohkost. Ein möglicher Grund: Der Körper kann die Schutzstoffe aus Säften leichter aufnehmen als aus rohem Salat. Durch Erhitzen und andere Verarbeitungsprozesse können diese empfindlichen Schutzstoffe allerdings zerstört werden.

## HEILWIRKUNG VON PFLANZENSCHUTZSTOFFEN

* Verminderung des Krebsrisikos
* Regulierung des Blutdrucks
* Senkung des Cholesterinspiegels
* Verdauungsförderung
* Verbesserung der Zellatmung
* Stressschutz
* Stärkung des Immunsystems
* Entzündungshemmende Wirkung

## Wunderwaffe gegen Krebs?

Gerade in der Krebsforschung wurde den sekundären Pflanzenstoffen in der letzten Zeit immer größere Aufmerksamkeit zuteil. Die tumorhemmende Wirkung von verschiedenen Pflanzen (z. B. der Rinde des Lapacho-Baumes oder der grünen Tees) wird mittlerweile zu einem großen Teil einer Gruppe von Stoffen zugeschrieben, denen man früher kaum Beachtung schenkte: Carotinoiden, Bioflavonoiden, Indolen und Chlorophyll.

**Carotinoide** schützen vor den so genannten freien Radikalen, die unsere Zellen schädigen; sie stärken das Immunsystem und vermindern somit das Krebsrisiko. Verschiedene Untersuchungen bestätigten, dass eine hohe Zufuhr von Carotinoiden die Häufigkeit von Lungenkrebs vermindert. Carotinoide sind reichlich in grünblättrigem Gemüse und vielen farbigen Früchten enthalten, z. B. Tomaten und Möhren. Als Beta-Carotin stehen sie auch in Form von Nahrungsergänzungsmitteln zur Verfügung.

*Carotinoiden, Bioflavonoiden, Indolen und Chlorophyll wird eine krebshemende Wirkung nachgesagt.*

**Bioflavonoide** sind nichts anderes als natürliche Farbstoffe. Sie finden sich in fast allen Pflanzen, bevorzugt in Früchten mit hohem Vitamin-C-Gehalt, und erfüllen eine Vielzahl von Aufgaben: so kräftigen Sie die Blutgefäße und unterstützen die Abwehrprozesse des Körpers gegen Viren und Entzündungen und hemmen Krebs. Bestimmte Flavonoide wirken sogar hor-

*Die große Heil-wirkung der Wild-gemüsesäfte ist nicht zuletzt auf ihren hohen Chlo-rophyllgehalt zurückzuführen.*

monähnlich und unterstützen die Bildung und den Stoffwechsel von Geschlechtshormonen.

**Indole** kommen in allen Kohlarten vor, z. B. Broccoli, Blumenkohl, Rosenkohl, Kohlrabi und Grünkohl. Sie besitzen erhebliche krebsvorbeugende Eigenschaften.

**Phytosterine** sind in fast allen Pflanzen vertreten und bewirken eine Senkung des Cholesterinspiegels.

**Chlorophyll,** der grüne Pflanzenfarbstoff, scheint ebenfalls eine krebsschützende Wirkung zu besitzen. Chlorophyll hat einen bitteren Geschmack und ist in allen grünen Gemüsen wie Spinat, Kohl und den Wildgemüsen reichlich enthalten.

## Die Farben unserer Nahrung in der chinesischen Medizin

In der chinesischen Heilkunst wird seit Jahrtausenden davon ausgegangen, dass die Farbe der Nahrung unseren Stoffwechsel und sämtliche Körperfunktionen nachhaltig beinflusst. Mit einer gezielten Auswahl der Obst- und Gemüsesäfte lassen sich einzelne Organe demnach intensiv unterstützen und stärken:

**Weißes Gemüse** – z. B. Rettich, Meerrettich, Zwiebel, Knoblauch – stärkt Lunge und Atemwege

**Schwarzes Obst oder Gemüse** – z. B. Schwarzrettich, schwarze Johannisbeeren – stärkt Nieren und Blase

**Grünes Obst oder Gemüse** – z. B. Wildkräuter wie Löwenzahn, Artischocken, Spinat, Kiwi, Gurken, Äpfel – stärkt Leber und Galle

**Rotes Obst oder Gemüse** – z. B. rote Trauben, Rote Bete, Kirschen, rote Beeren – stärkt Herz und Kreislauf

**Gelbes Obst oder Gemüse** – z. B. Kamille, Bananen, Feigen, Kartoffeln, Fenchel, Karotten, Sellerie – stärkt Magen, Milz und Bauchspeicheldrüse.

## IHR PERSÖNLICHER VITAMIN-CHECK-UP

|  | ja | nein |  | ja | nein |
|---|---|---|---|---|---|
| 1. Essen Sie häufig Fastfood? | ❏ | ❏ | 6. Benutzen Sie oft die Mikrowelle, oder wärmen Sie Gerichte auf? | ❏ | ❏ |
| 2. Essen Sie gerne und viele Süßigkeiten? | ❏ | ❏ | | | |
| 3. Steht auf Ihrem Speiseplan wenig Obst und Gemüse? | ❏ | ❏ | 7. Sind Sie schwanger? | ❏ | ❏ |
| | | | 8. Leiden Sie häufig unter Infekten? | ❏ | ❏ |
| 3. Trinken Sie jeden Tag Alkohol? | ❏ | ❏ | 9. Treiben Sie selten Sport? | ❏ | ❏ |
| 4. Rauchen Sie täglich mehr als zehn Zigaretten? | ❏ | ❏ | 10. Sind Sie häufig müde und unkonzentriert? | ❏ | ❏ |
| 5. Haben Sie viel Stress bei der Arbeit oder privat? | ❏ | ❏ | 11. Schlafen Sie im Durchschnitt weniger als sechs Stunden? | ❏ | ❏ |

## AUSWERTUNG

Haben Sie vier oder mehr Fragen mit Ja beantwortet, ist anzunehmen, dass bei Ihnen ein latenter Vitaminmangel vorliegt. Die meisten Risikofaktoren lassen sich durch maßvolle Änderungen der Lebensgewohnheiten abbauen. Und das sollte zuallererst geschehen. Darüber hinaus bietet es sich an, dass Sie Ihre Ernährung durch Obst- und Gemüsesäfte verbessern.

*Der Lebenswandel des »Zivilisationsmenschen« enthält eine Vielzahl von Vitaminkillern.*

# Das Früchtelexikon

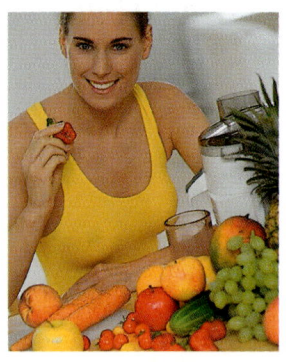

Einige Fruchtsäfte können erfolgreich bei Schlankheitskuren verwendet werden.

**Noch zu Zeiten unserer Großeltern galten viele so genannte Südfrüchte wie Ananas und Orangen als exotisch, manche Sorten, z. B. Mango oder Papaya, waren in unseren Breiten sogar völlig unbekannt. Man genoss, was die einheimische Landwirtschaft in den verschiedenen Jahreszeiten hervorbrachte. Seit Früchte jedoch rund um den Globus transportiert werden können, sind uns ehemalige Saisonfrüchte das ganze Jahr über verfügbar.**

## Ananas – hilft bei Entzündungen

Die Ananas wird vorwiegend in Süd- und Mittelamerika angebaut und ist ganzjährig erhältlich.

*Wirkstoffe:* Ananas sind sehr reich an den Vitaminen A, B und C und dem Enzym Bromelain, das gegen Entzündungen, Gelenkschmerzen und Verdauungsstörungen wirkt.

*Die Ananas wird in Südamerika als Heilmittel bei chronischer Verstopfung eingesetzt.*

*Zubereitung:* Ananas schälen, in Stücke schneiden und in den Entsafter geben. Angeschnittene Ananas im Kühlschrank aufbewahren und nach spätestens zwei Tagen verbrauchen.

**Tipp** Ein Glas Ananassaft nach einer eiweißreichen Mahlzeit erleichtert die Verdauung.

## Apfel – der Entgifter

Äpfel sind die am meisten verbreiteten Früchte Europas.

*Wirkstoffe:* Äpfel haben einen hohen Gehalt an Kalium und Pektin. Pektin hat die Eigenschaft, Giftstoffe zu binden und gleichzeitig die Verdauung anzuregen. Apfelsaft senkt den Cholesterinspiegel und schützt gegen Viren.

*Zubereitung:* Äpfel waschen, in Stücke schneiden und mit Schale und Gehäuse in den Entsafter geben. Feste Apfelsorten sind für Säfte am besten geeignet. Äpfel passen zu nahezu jeder anderen Frucht- oder Gemüsesorte.
**Tipp** Kaufen Sie bei Fertigsäften – wenn überhaupt – nur naturtrüben Apfelsaft. Die Trübung ist ein Hinweis, dass der Saft nicht pasteurisiert, d.h. nicht erhitzt und nicht gefiltert ist, wodurch mehr Nährstoffe enthalten sind.

*Selbst gepresster Apfelsaft ist nicht nur weitaus gesünder als gekaufter, er schmeckt auch um Längen besser.*

## Aprikose – verwöhnt die Haut

Aprikosensaft ist mild, säurearm und eignet sich hervorragend, um saure Obstsäfte abzumildern. Angeboten wird die Aprikose von Mai bis September.
*Wirkstoffe:* Aprikosen sind reich an Kalium, Magnesium und Eisen. Das ebenfalls enthaltene Silizium sorgt für eine schöne Haut. Durch ihren hohen Gehalt an Beta-Carotin haben Aprikosen eine besonders starke Schutzwirkung vor Krebs, insbesondere Lungenkrebs.
*Zubereitung:* Aprikosen waschen und halbieren. Steine vor dem Entsaften entfernen.

**Durch ihre samtige Oberfläche verrät die Aprikose schon von außen, dass Sie ein hervorragendes Aufbaumittel für die Haut ist.**

## Banane – die Managernahrung

Bananen sind für den Entsafter eigentlich zu weich. Sie lassen sich aber im Mixer gut mit Äpfeln, Orangen und Ananas kombinieren.
*Wirkstoffe:* Bananen sind reich an Kalium, Selen, Kalzium, Eisen, Fluor, Magnesium, Mangan und Zink. Zudem enthalten sie Vitamine der B-Gruppe sowie die Vitamine A und E.

*Aufgrund ihres reichen Gehalts an verschiedenen Vitaminen und Mineralien gelten Bananen als »Managernahrung«.*

*Spezialrezept:* Geschälte, in dicke Scheiben geschnittene Bananen eine Stunde lang in Wasser legen. Einen Schuss Zitronensaft zugeben. Anschließend kann die Banane zusammen mit dem Wasser in den Mixer gegeben werden.

## Birne – reich an B-Vitaminen

Schon der römische Arzt Galen verordnete Birnen als Heilmittel, »um den Körper von giftigen Stoffen zu befreien«.

*Wirkstoffe:* Birnen sind reich an B-Vitaminen und Pektin und angenehm säurearm.

*Zubereitung:* Da Birnensaft meist sehr süß und etwas dickflüssig ist, eignet er sich gut zum Mischen, vorzugsweise mit Apfel-, Melonen- oder Karottensaft. Man kann aber auch bittere und extrem saure Säfte damit abmildern.

## Feige – die süßeste Frucht

Die aus dem Orient stammende Feige wurde von Seefahrern im gesamten Mittelmeergebiet verbreitet.

*Wirkstoffe:* Feigen enthalten einen hohen Anteil an Fruchtzucker, Kalzium, Eisen, Magnesium und Vitamin A.

*Zubereitung:* Reife Früchte halbieren und mit der Schale in den Entsafter geben.

## Grapefruit – der Allroundheiler

*Der Extrakt aus dem Grapefruitkern ist ein hochwirksames natürliches Antibiotikum.*

Die Grapefruit ist eine Kreuzung von Apfelsinen und Pampelmusen. Sie liefert einen angenehm herben Saft.

*Wirkstoffe:* Die Grapefruit ist reich an Vitamin C, Kalzium, Kalium und Phosphor. Ihr Saft regt die Produktion von Verdauungsenzymen an.

*Zubereitung:* Grapefruits zum Entsaften schälen oder mit einer Zitruspresse auspressen. Der Grapefruitsaft ist ein ideales Alleingetränk, das man bei Bedarf mit etwas Traubenzucker verfeinern kann.

## Holunder – der Blutbildner

Holunder wächst auf humusreichen Böden, an Wegrändern und Mauern. Seine schwarzvioletten Früchte werden im Herbst gesammelt.

*Wirkstoffe:* Holunderbeeren sind reich an blutbildenden Stoffen und enthalten große Mengen Vitamin A, B und C.

*Zubereitung:* Die Beeren von den Dolden abstreifen und ohne Stiele verarbeiten. Vorsicht! Die grünen Pflanzenteile sowie die grünen Beeren des Holunders enthalten eine Substanz, die Übelkeit und Brechreiz hervorrufen kann. Es empfiehlt sich, einen Dampfentsafter zu verwenden.

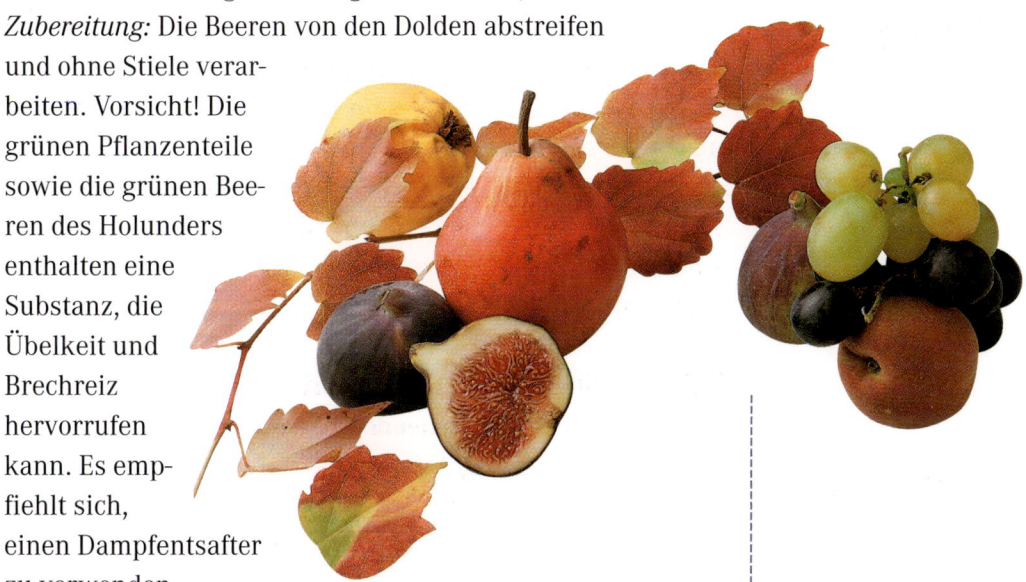

## Johannisbeere – gegen Rheuma und Gicht

Der Johannisbeerstrauch darf in fast keinem Garten fehlen. Die roten Johannisbeeren werden zwischen Juni und August geerntet, die schwarzen im Juli und August. Der Saft wird traditionell gegen Rheuma und Gicht angewendet.

*Wirkstoffe:* Flavone wirken gegen Arteriosklerose, Erkältungen und Darmstörungen. Johannisbeeren sind echte Vitamin-C-Bomben.

*Zubereitung:* Die Beeren können mit den Stielen entsaftet werden. Es empfiehlt sich, für die Johannisbeere einen Dampfentsafter zu benutzen.

*Aus Johannisbeersaft lassen sich besonders schmackhafte Fruchtcocktails mixen.*

### Kirsche – gegen Cellulite

*Die in der Kirsche enthaltene Kieselsäure dient auch der Vorbeugung von Krampfadern.*

Unterschieden wird zwischen Sauer- und Süßkirschen. Zur Saftgewinnung eignen sich besonders gut Schattenmorellen. Kirschenzeit sind die Monate Mai und Juni.

*Wirkstoffe:* Kirschen enthalten Eisen, Magnesium, Kalium; der »Anti-Cellulite-Stoff« Kieselsäure sorgt für festes Bindegewebe, Phosphor für gute Nerven.

*Zubereitung:* Kirschsaft ist für sich allein ein sehr vitalisierendes und wohlschmeckendes Getränk; er lässt sich aber auch gut mit Melonensaft, Traubensaft, Feigensaft und allen Beerensäften mischen. Die Kirschen müssen vor dem Entsaften entsteint werden.

### Kiwi – massenhaft Vitamin C

Die saftige Frucht mit dem grünen Fruchtfleisch ist uns als typisch neuseeländisches Obst bekannt. Ursprünglich war die Kiwi aber in China beheimatet, mittlerweile wird sie jedoch sogar auch in Europa angebaut, z. B. in Frankreich.

*Wirkstoffe:* Kiwi enthält doppelt so viel Vitamin C wie die Zitrone. Sie trägt außerdem zur Senkung des Cholesterinspiegels bei.

*Zubereitung:* Die Kiwis werden geschält und in den Entsafter gegeben. Kiwisaft lässt sich gut mit Trauben- und Birnensaft mischen.

### Limone (Limette) – sauer macht gesund

Limonen sind magenverträglicher und aromatischer als ihre Verwandten, die Zitronen. Trotz des sehr sauren Geschmacks sind Limonen jedoch nicht so vitaminhaltig.

*Wirkstoffe:* Limonen sind reich an Bioflavonoiden, Kalium und Vitamin C.

**Tipp** Trinken Sie täglich den Saft einer halben Limone auf 250 ml Wasser; das erfrischt nicht nur und macht gute Laune, sondern ist zudem auch sehr gesund.

## Mango – der Vitamin-A-Spender

Ihre Heimat hat die Mango in Indien. Sie wird dort auch heute noch in großem Stil angebaut. Diese wertvolle Frucht steht uns das ganze Jahr über zur Verfügung.

*Wirkstoffe:* Mangos gehören zu den Früchten mit dem höchsten Vitamin-A-Gehalt; sie sind säurearm, deshalb gut verträglich, und enthalten viele Mineralstoffe.

*Zubereitung:* Mangos eignen sich gut zur Saftherstellung; wegen ihres feinen Geschmacks wird ihr Saft gern mit anderen Säften gemischt.

*In der ayurvedischen Ernährung spielt die Mango eine wichtige Rolle – nicht ohne Grund, wie die Analyse ihrer Inhaltsstoffe beweist.*

## Melone (Wassermelone) – das Fastenobst

Melonen werden in allen wärmeren Ländern angebaut und sind deshalb beinahe das ganze Jahr über erhältlich.

*Wirkstoffe:* Melonen sind sehr wasserhaltig, enthalten kaum Kohlenhydrate und sind deshalb äußerst kalorienarm. Sie enthalten viel Vitamin A, Kalzium und Phosphor.

*Zubereitung:* Für die Saftherstellung sind Melonen gut geeignet. Wassermelonen schälen, dabei das weiße Fleisch unter der Schale mitentfernen. In passende Stücke schneiden.

## Nektarine – reichlich Mineralstoffe

Wahrscheinlich sind Nektarinen durch eine Kreuzung von Pfirsichen und Pflaumen entstanden. Wegen ihres festen, aromatischen Fleisches eignen sie sich zum Entsaften besser als Pfirsiche. Die Hauptsaison für Nektarinen liegt in der Zeit von Juni bis September.

*Wirkstoffe:* Nektarinen sind ein Mineralstoffcocktail aus Eisen, Kalium, Magnesium und Phosphor; hinzu kommen die Vitamine B und C.

*Zubereitung:* Steine vor dem Entsaften entfernen.

**Tipp** Nektarinensaft schmeckt besonders gut, wenn die Früchte vorher leicht gekühlt werden.

## Orange – der Vitaminklassiker

Orangensaft ist aufgrund seines hervorragenden Geschmacks und der wertvollen Wirkstoffe äußerst beliebt. Er lässt sich besonders gut mit anderen Fruchtsäften kombinieren.

*Wirkstoffe:* Orangen sind reich an Vitamin C, Bioflavonoiden, B-Vitaminen, Zink, Selen und Phosphor. Kalium und Magnesium entschlacken den Körper.

*Zubereitung:* Orangen für den Entsafter schälen und in Stücke schneiden oder mit einer Zitruspresse auspressen.

## Papaya – der milde Heiler

Das Ursprungsgebiet der Papaya ist Südamerika. Heute wird sie auch in Afrika und Indien angebaut und ist ganzjährig erhältlich. Die Papaya ist in letzter Zeit sehr populär geworden, weil ihrer in Australien beheimateten Unterart krebsheilende Eigenschaften zugeschrieben werden.

*Wirkstoffe:* Papayas sind säurearm, daher der süße Geschmack. Neben den zahlreichen Mineralien und Spurenelementen macht besonders der hohe Gehalt an Papain, einem verdauungsfördernden Enzym, die Frucht so wertvoll.

*Zubereitung:* Papayas der Länge nach halbieren, Kerne ausschaben, die Schale entfernen und das Fruchtfleisch entsaften.

## Pfirsich – schmackhafte Mineralien

*Da der Pfirsichsaft vielen zu dickflüssig ist, empfiehlt es sich, ihn mit Orangensaft zu mischen.*

Wie auch die Aprikose stammt der Pfirsich aus China. Heute sind Italien und Griechenland die Hauptproduzenten; Saison ist zwischen Juni und September.

*Wirkstoffe:* Pfirsiche sind reich an Kalium und Phosphor.

*Zubereitung:* Vor dem Entsaften müssen die Steine entfernt werden.

**Tipp** Wenn Sie die Früchte vor dem Entsaften kühlen, erhalten Sie einen sehr erfrischenden und durstlöschenden Saft.

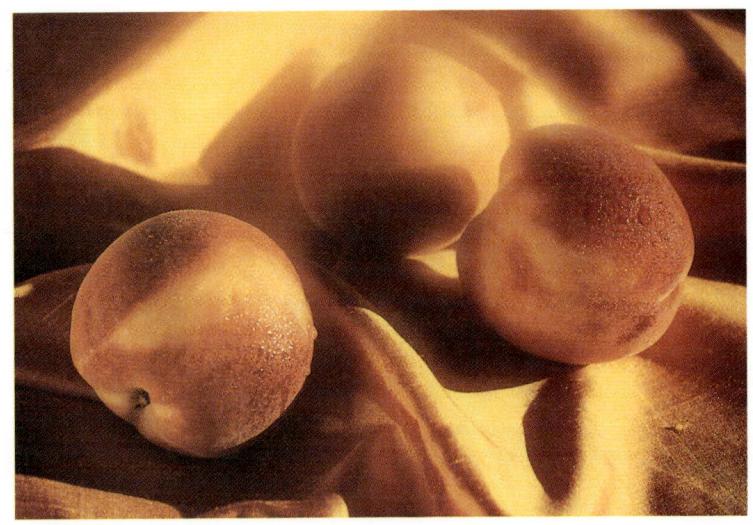

**Der Pfirsich war eine der ersten exotischen Früchte, die auch in unseren Breiten angebaut wurden.**

## Pflaume – Power für die Verdauung

Pflaumen gehören zur großen Familie des Steinobstes. In anderen Ländern ist die Saftherstellung aus Pflaumen weiter verbreitet als bei uns, und das obwohl Pflaumensaft eine ideale Kombination aus Mineralien und Vitaminen bietet. Hauptsaison ist von Juli bis Oktober.

*Wirkstoffe:* Durch eine ideale Kalzium-Phosphor-Verbindung besitzen Pflaumen einen knochenstärkend Effekt. Pflaumensaft wirkt stark verdauungsfördernd.

*Zubereitung:* Vor dem Entsaften müssen die Pflaumen gewaschen und entsteint werden.

## Preiselbeere – der kleine Entgifter

Die roten Beeren gedeihen in trockenen Wäldern und auf Heiden. Da die Preise für die frischen Beeren hoch sind, lohnt es sich, sie selbst zu sammeln.

*Wirkstoffe:* Preiselbeeren enthalten Quirin; Quirin wird in der Leber zu Hippursäure umgewandelt, die bei der Ausscheidung von Giftstoffen eine große Rolle spielt. Preiselbeeren haben

*Preiselbeersaft kann schon in geringen Mengen einen wertvollen Beitrag zu einer Entgiftungskur leisten.*

außerdem einen heilenden Effekt bei chronischen Harnwegs-entzündungen und verfügen über antivirale Eigenschaften.

*Zubereitung:* Preiselbeeren sind so hart, dass sie für den Roh-verzehr nicht geeignet sind. Sie müssen gekocht bzw. dampf-entsaftet werden. Der Saft hat einen charakteristisch herben Geschmack und lässt sich gut mit Apfelsaft mischen.

**Tipp** Einen Teil der Preiselbeeren können Sie einfrieren, so dass Sie auch im Winter genügend Saft herstellen können.

## Sanddorn – Hilfe bei Abwehrschwäche

Der Sanddornstrauch mit den leuchtenden orangefarbenen Beeren, eigentlich beheimatet in sandigen Küstenregionen, wächst bei uns in Parks und an Straßenrändern.

*Wirkstoffe:* Der hohe Vitamin-C-Gehalt des Sanddorns hilft ge-gen Zahnfleischbluten, Müdigkeit und bei Infektionen.

*Zubereitung:* Die Beeren können roh nicht verarbeitet werden. Sie müssen einige Minuten gekocht werden; anschließend kann man sie pürieren und durchsieben.

Wem die Zubereitung zu aufwendig ist, der erhält hochwertige Sanddornsäfte auch in Apotheken und Reformhäusern.

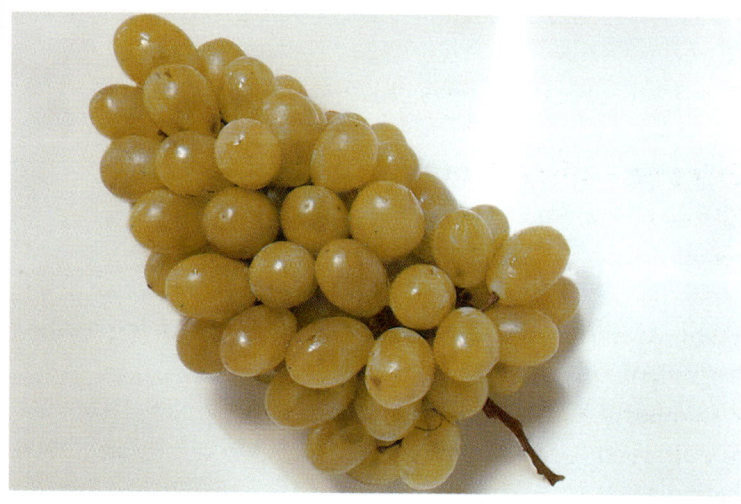

**Auch der aus der Traube hergestell-te Wein gilt – in kleinen Mengen genossen – als heilsam.**

36

## Schlehdorn – eine Wohltat für den Darm

Die schwarzblauen Früchte sind im Oktober reif, werden aber erst nach dem ersten Frost geerntet. Sie haben einen herben Geschmack.

*Wirkstoffe:* Die Beeren des Schlehdorns sind gerbstoffreich und enthalten viel Pektin. Darüber hinaus bieten sie einen wertvollen Mix aus Vitaminen und Mineralstoffen.

*Zubereitung:* Zum Entsaften von Schlehdornbeeren benötigen Sie einen Dampfentsafter. Die Saftausbeute ist eher gering. Schlehdornsaft gibt es auch im Reformhaus.

*Da aus den Beeren des Schlehdorns nur wenig Saft zu gewinnen ist, empfiehlt es sich, den Saft vor allem für Fruchtsaftcocktails zu verwenden.*

## Weintrauben – die Nahrung der Götter

Weintrauben wurden in der Antike als »Nahrung der Götter« bezeichnet. Für Säfte sind grüne und blaue Weintrauben geeignet.

*Wirkstoffe:* Traubensaft ist reich an Kalium und Eisen. Er fördert die Ausscheidung von Harnsäure, hat einen reinigenden Effekt und wirkt beruhigend auf das Nervensystem. Wegen ihres hohen Gehalts an Traubenzucker sind Weintrauben für Diabetiker nicht geeignet.

*Zubereitung:* Trauben vorsichtig in lauwarmem Wasser waschen.

**Tipp** Ein Schuss Zitronensaft verfeinert den Geschmack.

## Zitrone – die Allroundfrucht

Zitronen gehören zu unseren wichtigsten Vitamin-C-Lieferanten und sind das ganze Jahr bei uns erhältlich.

*Wirkstoffe:* Zitronen sind reich an Vitamin C, Bioflavonoiden, Eisen, Magnesium und Schwefel. Die Wirkstoffe der Zitrone tragen zur Entschlackung des Körpers bei.

*Zubereitung:* Für den Entsafter müssen Sie zunächst die Schale entfernen, oder Sie pressen die Früchte mit einer Zitruspresse aus.

# Das Gemüselexikon

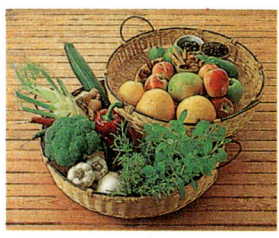

*Gemüse lässt sich gezielter als Obst zu heilsamen Zwecken verwenden.*

Egal, welches Gemüse Sie persönlich bevorzugen, alle Gemüsesorten sind äußerst reich an Vitaminen, Nähr- und Mineralstoffen und enthalten wenig Fett und Kohlenhydrate – kurz gesagt: Gemüse ist sehr gesund. Gemüsesäfte – »das flüssige Gemüse« – sind ideale und wertvolle Bestandteile einer ausgewogenen Ernährung. In Form von erfrischenden und raffinierten Gesundheitscocktails können auch ausgesprochene »Fleischfresser« Vitalstoffe in schmackhafter Form zu sich nehmen.

## Artischocke – weckt Begehren

Bereits im 18. Jahrhundert erkannte man die besondere Heilwirkung der Artischocke bei Leber- und Gallenleiden und bei Gelbsucht.

*Wirkstoffe:* Der ungewöhnlich hohe Anteil an Bitterstoffen hilft der Leber bei ihrer entgiftenden Arbeit. Weitere Anwendungsgebiete: Arterienverkalkung, Cellulite, Fettstoffwechselstörungen (Artischocken wirken cholesterinsenkend), Gicht, Rheuma und Verdauungsstörungen. Auch eine luststeigernde Wirkung wird der Pflanze nachgesagt.

*Die Artischocke hat eine verjüngende Wirkung auf alle Zellen des Organismus.*

## Fenchel – mit wertvollen ätherischen Ölen

Der Fenchel stammt aus Asien und wurde bereits von den alten Ägyptern als Heilpflanze eingesetzt. Als Saft hat Fenchel ein sehr feines Aroma, das andere Gemüsesäfte aufwertet.

*Wirkstoffe:* Fenchel beinhaltet ätherische Öle, die Magen und Darm schützen und bei Erkältungen, Husten und Bronchitis helfen. Fenchel enthält außerdem viel Kalzium, Eisen und

Phosphor sowie alle wichtigen Vitamine. Bekannt ist Fenchel durch seine blähungstreibende Wirkung.

*Zubereitung:* Nach dem Waschen schneiden Sie den Wurzelansatz ab, achteln und entsaften die Knolle.

## Gurke – zur Entschlackung

Gurkensaft ist ein bewährtes Diätmittel bei Rheuma und Gicht. Er regt die Nieren an und fördert die Ausschwemmung von Giften. Bewährt hat er sich als Mittel zur Hautreinigung (siehe Seite 117).

*Wirkstoffe:* Gurken haben einen sehr hohen Wasser- und Mineralstoffanteil und einen niedrigen Kaloriengehalt, was sie für Saftkuren bei Übergewicht besonders geeignet macht.

*Zubereitung:* Bei Gurken aus biologischem Anbau brauchen Sie die Schale nicht zu entfernen. Die Saftausbeute ist sehr ergiebig. Gegen den etwas langweiligen Geschmack bieten sich Cocktails, z. B. mit Dill, an.

*Die Gurke entwässert, entgiftet und reinigt. Sie macht von außen wie von innen schön und gesund.*

## Karotte (Möhre) – das sanfte Schönheitsmittel

Karottensaft gehört zu den mildesten Säften und wird bei der Ernährung von Kleinkindern und Kranken sehr geschätzt.

*Wirkstoffe:* Die Karotte hat von allen Gemüsearten den höchsten Carotingehalt und ist das Mittel schlechthin für schöne Haut und Haare. Zudem enthält sie Folsäure für den Stoffwechsel.

*Zubereitung:* Karotten aus biologischem Anbau nur waschen, nicht schälen.

### BITTERSTOFFE

Alle Säfte, die Bitterstoffe enthalten, sollten Sie jeweils eine halbe Stunde vor den Mahlzeiten einnehmen, damit sie ihre Wirkung optimal entfalten können.

## Kartoffel – die tolle Knolle

*Die Kartoffel regt den gesamten Stoffwechsel an und versorgt die Zellen mit den nötigen Nährstoffen.*

Im 17. Jahrhundert gelangte die Kartoffel aus Südamerika nach Europa. Friedrich der Große bemühte sich mit allerlei Dekreten darum, die Knolle bei uns einzuführen. Das Misstrauen war allerdings immer groß. Erst seit etwa 100 Jahren ist sie aus unseren Küchen, ob gekocht oder gebraten, nicht mehr wegzudenken. Ihre gesundheitsfördernde Wirkung wird allerdings bis heute nicht ausreichend anerkannt.

*Wirkstoffe:* Der Kartoffelsaft ist ein ausgezeichnetes Heilmittel. Rohe Kartoffeln enthalten hochwertiges Eiweiß, viel Kalium, Silizium, Magnesium, krampflösende Wirkstoffe sowie die Vitamine C und $B_1$, und sie sind fettfrei. Schleimstoffe in der Kartoffel legen sich wie ein Schutzfilm über die kranke Schleimhaut von Magen und Darm. Zur Vorbeugung sollten Sie täglich den Saft einer rohen mittelgroßen Kartoffel trinken.

*Zubereitung:* Kartoffeln dünn schälen, grüne Stellen ausschneiden, in Stücke zerteilen und in den Entsafter geben.

**Tipp** Zur Geschmacksverbesserung können Sie etwas Karottensaft oder Petersilie hinzufügen.

**In Deutschland sind über 140 Kartoffelsorten bekannt.**

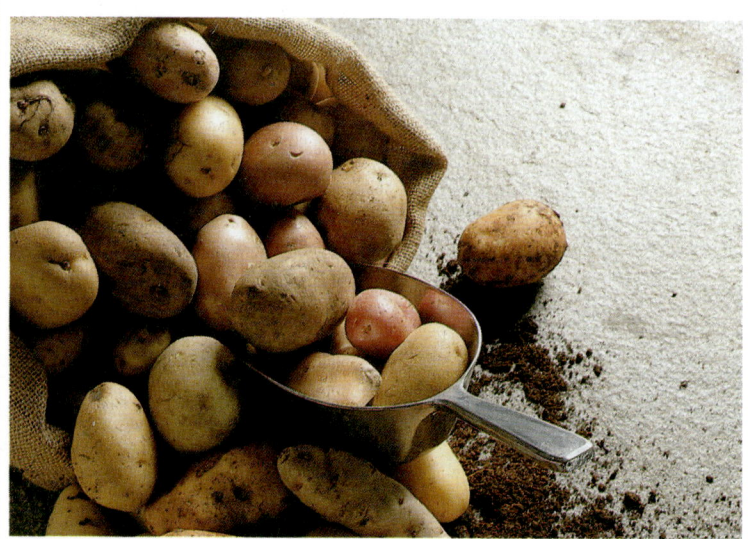

## Knoblauch – verhindert Arteriosklerose

Knoblauch ist eine uralte Heilpflanze, die durch ihren Wirkstoff Allicin den Cholesterinspiegel senkt und der Gefäßverkalkung vorbeugt.

*Wirkstoffe:* Besonders geschätzt in der Heilkunde sind die antibiotischen und antimykotischen Eigenschaften des Knoblauchs. Der »Stinkezwiebel« sagt man darüber hinaus potenzstärkende Eigenschaften nach. Ihr penetranter Geruch kann übrigens auch Vorteile bringen. Wenn Sie sich mit einer aufgeschnittenen Zehe das Gesicht einreiben, sind Sie vor jeder Mückenplage gefeit.

*Zubereitung:* Eine Knoblauchkur mit zweimal täglich einem Esslöffel Knoblauchsaft über mehrere Wochen »desinfiziert« den Darm und die Atemwege.

**Tipp** Stört Sie der Geruch? Milch oder Petersilie mildern die »Knoblauchfahne«.

*Knoblauch stärkt Herz und Kreislauf, hellt die Stimmung auf und steigert unsere Widerstandskräfte.*

## Kohl (Weißkohl) – mit dem Anti-Ulkus-Faktor

*Wikkstoffe:* Amerikanische Wissenschaftler entdeckten im Kohl einen Stoff, den sie wegen seiner heilsamen Wirkung auf Magen- und Darmgeschwüre Anti-Ulkus-Faktor nannten (Ulkus = Geschwür). Bei einer Studie verschwanden die Darmgeschwüre der Patienten allein durch die Einnahme des Kohlsaftes nach wenigen Wochen spurlos.

*Zubereitung:* Die äußeren, oft unansehnlichen Blätter entfernen und mehrere Kohlblätter zusammengerollt in den Entsafter geben. Der Strunk braucht nicht ausgeschnitten zu werden. Zur Vorbeugung von Magen-Darm-Geschwüren und zur Schleimhautpflege genügen regelmäßige Kuren mit einem Viertel Liter Kohlsaft pro Tag. Bei Geschwüren sind hingegen größere Trinkmengen nötig. Derartige Therapien sollten Sie jedoch nur in Absprache mit dem Arzt durchführen.

## Paprika – die Vitamin-C-Bombe

Die Paprika hat nicht nur einen vorzüglichen Geschmack, sondern auch zahlreiche wertvolle Inhaltsstoffe.

*Wirkstoffe:* Der Vitamin-C-Gehalt der knallbunten Schote ist um ein Vielfaches höher als der einer Zitrone. Paprikaschoten sind reich an den Vitaminen A und B, an Pantothensäure sowie vielen Mineralstoffen.

*Zubereitung:* Nach dem Waschen halbieren Sie die Schote, entfernen die Kerne, schneiden sie in Stücke und geben diese in den Entsafter.

## Rettich – stärkt Leber und Galle

*Schwefelhaltige Senföle und Bitterstoffe im Rettich regen die Gallenproduktion in der Leber an.*

Der Rettich gehört zu den ältesten Kulturpflanzen der Erde und ist ganzjährig erhältlich. Es gibt eine Vielzahl von Retticharten in den verschiedensten Formen und Farben.

*Wirkstoffe:* Rettichsaft ist reich an Provitamin A, Eisen, Kalium, Kalzium und Phosphor sowie Vitamin B und C. Seine ätherischen Öle fördern nicht nur den Gallefluss, sie verhindern auch die Bildung von Gallensteinen und unterstützen die Leber bei ihrer Entgiftungsfunktion.

*Zubereitung:* Blätter und Wurzel abschneiden, Rettich unter fließendem Wasser abbürsten. Nur der schwarze Winterrettich muss geschält werden.

## Rote Bete – der Blutsaft

In alten Schriften wird die Rote Bete oft wegen der Heilwirkung ihres »Blutsaftes« erwähnt.

*Wirkstoffe:* Rote Bete liefert viele Krebsschutzstoffe. Der Mineralstoff Eisen fördert die Bildung der roten Blutkörperchen. Der Eiweißbaustein Betain entgiftet die Leber und unterstützt sie beim Fettabbau. Rote Bete enthält außerdem viel Betanin, das das Wachstum von Viren und Bakterien hemmt. Der Saft ist mild, hat ein erdiges Aroma und ist sehr gut verträglich.

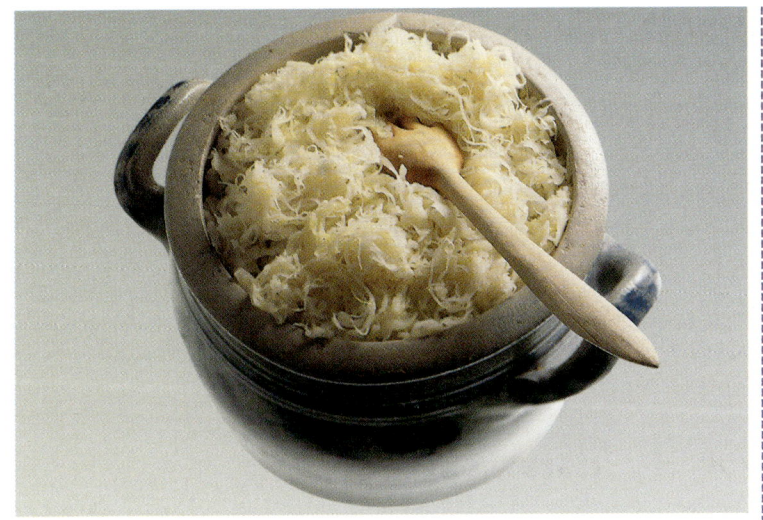

**Mit Sauerkraut können Sie nach einer Antibiotika-Behandlung Ihre Darmflora wieder aufbauen.**

*Zubereitung:* Sie sollten möglichst junge Knollen verwenden, am besten aus biologischem Anbau. Säubern Sie sie gründlich mit einer harten Bürste unter fließendem Wasser; anschließend schneiden Sie die Knollen in Stücke und geben sie in den Entsafter.

**Tipp** Beim Schneiden der Roten Bete Küchenhandschuhe tragen; dies verhindert das Verfärben der Finger mit dem roten Farbstoff, der nur schwer zu entfernen ist.

## Sauerkraut – eine Wohltat für den Darm

Sauerkraut ist alles andere als ein typisch deutsches Gericht: Schon vor 6000 Jahren war das Gemüse in China bekannt – beim Bau der Chinesischen Mauer beispielsweise bekamen die Arbeiter Sauerkraut zu essen. Die heilsame Wirkung der Milchsäure im Sauerkraut bei Magen- und Darminfektionen ist seit Jahrhunderten bekannt. Auf Schiffen gehörten Sauerkrautfässer zur Grundausstattung, dank des hohen Vitamin-C-Gehaltes konnten sich die Seeleute so vor der Mangelkrankheit Skorbut schützen.

*Sauerkraut ist ein Gemüse mit hohem Vitamin-C-Gehalt*

## DIE HEILSAME WIRKUNG DER MILCHSÄURE

*Milchsäurebakterien leisten eine großartige Arbeit: Sie bremsen nicht nur das Wachstum von Krankheitserregern, sondern helfen auch beim Aufbau der Darmflora.*

Die Milchsäuregärung ist eine wichtige Konservierungsmethode, bei der die wertvollen Inhaltsstoffe weitgehend erhalten bleiben. Am häufigsten wird auf diese Art Weißkohl in Form von Sauerkraut haltbar gemacht. Im Gemüse bildet sich Milchsäure durch die Tätigkeit von Bakterien, die Kohlenhydrate durch Gärung, d. h. ohne Sauerstoff, abbauen und in Milchsäure umwandeln. Milchsäureprodukte haben eine Universalwirkung auf den Säureregehalt des Magens: Bei Säuremangel regen sie die Produktion an, bei einem Überschuss wirken sie hemmend. Milchsäure hat zudem die Eigenschaft, Eiweiß in der Nahrung besser abzuspalten und dem Körper leichter verfügbar zu machen. Auch Eisen wird durch die Wirkung der Milchsäure besser aufgenommen. Milchsaure Gemüsesäfte wirken nicht säurebildend im Organismus, sondern ausgleichend auf den pH-Wert.

*Wirkstoffe:* Sauerkraut ist reich an Vitamin C; es besitzt einen hohen Mineralgehalt und Nährwert. Die rechtsdrehende L(+)-Milchsäure aktiviert zudem die Bauchspeicheldrüse. Wegen seines geringen Kaloriengehalts ist Sauerkraut auch für Diabetiker gut geeignet. Im Sauerkrautsaft findet sich außerdem Cholin, eine Substanz, die blutdrucksenkend wirkt und bei der Fettverdauung von Leber und Galle eine wichtige Rolle spielt. Seit Urzeiten setzt man Sauerkrautsaft zur Reinigung des Darmes ein. Zahlreiche Frühjahrskuren basieren auf dieser Heilwirkung.

**Tipp** Milchsauer vergorene Lebensmittel wie Sauerkraut bieten sich insbesondere für Vegetarier an, um ihren Vitamin-$B_{12}$-Bedarf abzudecken.

**Sauerkraut selbst gemacht**

Zwei bis drei Kilogramm fein gehobelten Weißkohl abwechselnd mit ca. sechs bis acht Esslöffeln Meersalz in einem Steintopf einstampfen. Das Kraut wird mit einem Leinentuch abgedeckt und mit einem Holzbrett beschwert. Zur Geschmacksverbesserung fügen Sie Apfelscheiben, Zitronensaft und Gewürze wie Kümmel und Wacholderbeeren hinzu. Das Gären an einem dunklen und kühlen Platz dauert etwa drei bis sechs Wochen. Kontrollieren Sie regelmäßig, ob die Oberfläche von ausreichend Flüssigkeit bedeckt und damit vor Sauerstoff geschützt ist; bei Bedarf etwas Salzwasser oder Weißwein aufgießen. Das Sauerkraut nach der Reife ausdrücken, den Saft auffangen und trinken. Später jeden Tag einige Esslöffel Sauerkrautsaft frisch auspressen.

## Sellerie – nicht nur der Liebe wegen

Schon in Homers »Odyssee« erscheint Sellerie als Grundlage für einen Zauber(liebes)trank. Das Gemüse gilt bis heute als Potenzmittel und Aphrodisiakum. Bewiesen ist hingegen seine Wirkung als Entschlackungs- und Entgiftungsmittel.

*Wirkstoffe:* Sellerie ist reich an Kalzium, Eisen und den Vitaminen A, B, C und E. Die ätherischen Öle regen den Stoffwechsel an.

*Zubereitung:* Sellerie unter fließendem Wasser mit einer harten Bürste reinigen und erst dann die Wurzeln und vorhandenes Blattgrün abschneiden. Junge Sellerieblätter eignen sich ausgezeichnet als Gewürz oder Dekoration für Gemüsesäfte.

*Sellerie enthält als einziges Gemüse alle Vitamine aus der B-Gruppe. Das macht ihn zu einem wertvollen Mittel für den Stoffwechsel.*

## Spargel – aphrodisische Nebenwirkungen

Spargel entschlackt und entwässert den Organismus aufgrund seiner Asparaginsäure. Er unterstützt die Leber-, Nieren- und Lungenfunktion und regt den Stoffwechsel an. Als Potenzmittel und Aphrodisiakum wird er noch heute geschätzt.

*Wirkstoffe:* Spargel enthält einen hohen Anteil an Wasser und

Mineralstoffen und ist sehr kalorienarm. Zudem ist Spargel reich an Kalzium, Kalium, Eisen, Phosphor und den Vitaminen A, B und C.

*Zubereitung:* Endstücke abschneiden, Spargel von unterhalb der Spitze bis zum Ende mit einem speziellen Spargelschäler oder einem scharfen Messer schälen. In ein feuchtes Tuch eingewickelt, ist Spargel ein bis zwei Tage im Kühlschrank haltbar.

## Spinat – kräftigt das Blut

*Spinatsaft kann einen trägen Darm wieder flott machen.*

Spinatsaft wird besonders bei der Kleinkind- und Krankenernährung sehr geschätzt.

*Wirkstoffe:* Spinat hat zwar nicht den hohen Eisengehalt, der ihm immer wieder angedichtet wird, er verfügt aber über einige unbekannte Pluspunkte: Er enthält die ideale Mischung der Stoffe, die für die Blutbildung benötigt werden, er vermindert außerdem durch reichlich Carotinoide das Krebsrisiko. Das Spinatsekretin ist eine Wohltat für die Bauchspeicheldrüse.

*Zubereitung:* Blattspinat sollten Sie am besten tagfrisch kaufen, gründlich waschen und mehrere Blätter zusammengerollt in den Entsafter geben.

**Tipp** Bei einer Verdauungsschwäche durch Enzymmangel kann Spinatsaft Abhilfe schaffen. Täglich eine halbe Stunde vor den Mahlzeiten zwei Esslöffel des Saftes einnehmen.

## Tomate – ein Saftklassiker

*Verwenden Sie nur reife Tomaten; unreife Tomaten sind bei übermäßigem Verzehr giftig!*

Kolumbus brachte die Tomate von Amerika mit nach Europa. Sie ist das ganze Jahr über erhältlich.

*Wirkstoffe:* Tomaten enthalten einen hohen Anteil an allen Vitaminen, besonders A und C; sie sind reich an Eisen, Magnesium, Kalzium und Kalium.

*Zubereitung:* Blattgrün und grün gefärbtes Fruchtfleisch entfernen. Die Tomate zerkleinert in den Entsafter geben.

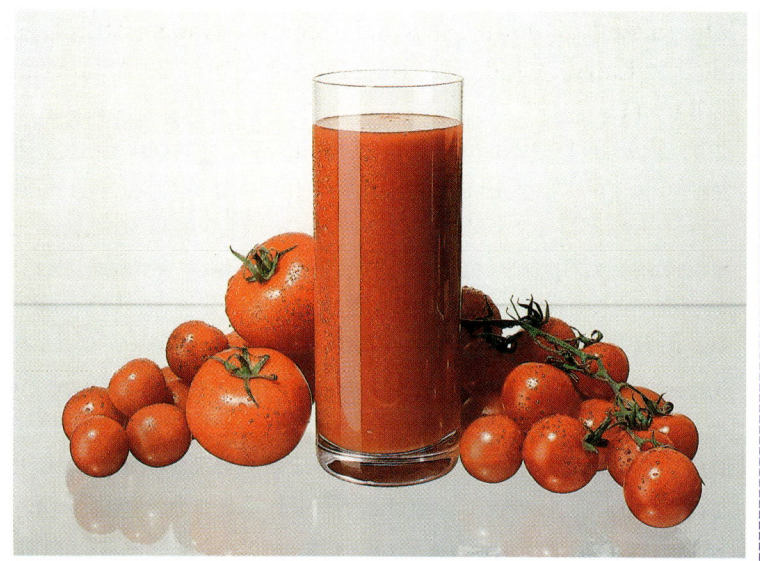

## Zwiebel – gut für Herz und Gefäße

Die Zwiebel hat neben ihren unbestreitbaren Geschmacksqualitäten auch heilende Eigenschaften. Sie wirkt verdauungsanregend, antibakteriell, schleimlösend, auswurffördernd und kann den Blutzucker- und Cholesterinspiegel günstig beeinflussen.

*Wirkstoffe:* Zwiebeln enthalten einen hohen Anteil an Zink, Schwefel, Fluor und Kalium sowie eine hohe Konzentration der Vitamine A, B, C und E. Diese Wirkstoffe machen sie zu einem wertvollen Gemüse. Die in ihr enthaltenen ätherischen Öle wirken vorbeugend bei Erkältungskrankheiten. Der scharfe Geschmack lässt sich durch etwas Bienenhonig stark abmildern. Äußerlich angewendet hilft die Zwiebel bei Ohrenschmerzen, Insektenstichen und als Wickel bei Halsschmerzen.

*Zubereitung:* Für die äußere Anwendung Zwiebeln schälen, anschließend dünsten, um die ätherischen Öle frei zusetzen; noch warm in ein Tuch packen und auf die betroffene Körperstelle legen.

*Die Tränen beim Zwiebelschneiden sind ein Hinweis auf ihre Wirkung: Sie regt die Schleimhäute an, desinfiziert und tötet Bakterien.*

# Lexikon der Wildkräuter und Wildgemüse

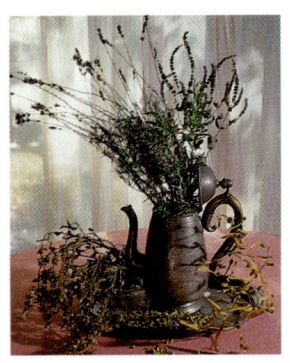

**Wildkräuter sind wichtige Bestandteile der Hildegard-Medizin.**

*Im Englischen heißt der Baldrian sicher nicht ohne Grund »All heal«– Allesheiler.*

»Der Herr lässt die Kräuter wachsen, und ein Vernünftiger verachtet sie nicht«, wusste schon der berühmte Arzt Paracelsus vor beinahe 500 Jahren. Im Brauchtum und in der Volksmedizin haben Wildkräuter und -gemüse eine lange Tradition. Es handelt sich dabei um eine Medizin, die wenig kostet, da die Pflanzen – taufrisch – selbst gesammelt werden können. Aber Achtung: Sammeln Sie nur Pflanzen, die abseits von Autoabgasen wachsen und frei sind von landwirtschaftlichen Düngemitteln. Alle hier aufgeführten Pflanzensäfte können Sie auch gebrauchsfertig in der Apotheke oder im Reformhaus kaufen. Während man Obst- und Gemüsesäfte glasweise trinkt, reicht bei Heilpflanzensäften in der Regel schon dreimal täglich ein Esslöffel, um eine gesundheitsfördernde Wirkung zu erzielen.

## Baldrian – vertreibt Nervosität

*Heilwirkung:* Baldrian gehört zu den wirksamsten Heilmitteln gegen alle nervösen Beschwerden; er wirkt beruhigend und entkrampfend. Die klassischen Anwendungsgebiete sind Schlafstörungen, Unruhe, nervöse Herzbeschwerden, Angstgefühle und nervöse Reizbarkeit.

*Zubereitung:* Verwendet wird vor allem die Wurzel, die im September und Oktober geerntet wird. Baldriansaft sollte man wegen der aufwendigen und mühsamen Herstellung am besten gebrauchsfertig im Reformhaus oder in der Apotheke kaufen.

## Bärlauch – der Waldknoblauch

*Heilwirkung:* Bärlauch, auch als wilder Knoblauch oder Wald-
knoblauch bezeichnet, hat antibakterielle, blutreinigende und
darmregulierende Eigenschaften. Verwendet wird das frische,
blühende Kraut. Bärlauch wird, ähnlich wie der mit ihm ver-
wandte Knoblauch, zur Vorbeugung und Behandlung von Ge-
fäßerkrankungen eingesetzt. Auch bei Wurmleiden ist Bärlauch ein hilfreiches Mittel.

## Birke – aktiviert den Stoffwechsel

*Heilwirkung:* Der Saft aus Birkenblättern wirkt harntreibend
und blutreinigend und ist deshalb besonders für Rheuma- und
Gichtkranke geeignet. Weitere Anwendungsgebiete sind Bla-
sen- und Nierenbeschwerden; außerdem wird Birkensaft
äußerlich bei Hautkrankheiten und Haarproblemen verabreicht. Geerntet werden die jungen Blätter zu Beginn des Früh-
jahrs, denn in dieser Zeit enthalten sie die meisten Wirkstoffe.

*Die Birke hat
ein außerordentlich
breites Wirkungs-
spektrum – auch
wenn ihre Heil-
kraft vielen unbe-
kannt ist.*

## Brennnessel – das gesunde Unkraut

Noch heute ist die Brennnessel ein verkanntes (Un-)Kraut, dessen Heilwirkung weitgehend in Vergessenheit geraten ist. Sie
gedeiht recht anspruchslos und wächst besonders stark auf
überdüngten Böden, in Gärten, auf Schutthalden, an Zäunen,
Hecken und Mauern. Beste Sammelzeit ist von Mai bis September.

*Heilwirkung:* Die Brennnessel ist nicht nur ein ausgezeichnetes Blutreinigungsmittel, sondern hilft auch bei Erkrankungen
der Nieren und Harnwege. In vielen Pflanzenbüchern wird
außerdem von einer Anregung der Bauchspeicheldrüse be-
richtet. Die Brennnessel enthält viele Mineralstoffe wie Eisen,
Kalium, Kieselsäure und Mangan sowie die Vitamine A und C.
*Zubereitung:* Vorzugsweise werden die Blätter von jungen,
blühenden Pflanzen gesammelt, manchmal auch das ganze

*Aus den Blättern der jungen Brennnesseln lassen sich wohlschmeckende Salate bereiten.*

Kraut. Brennnesselsaft eignet sich besonders für Frühjahrskuren zum Vertreiben der sprichwörtlichen Frühjahrsmüdigkeit. Der Saft sollte sofort nach dem Pressen getrunken werden, da er ungekühlt bei längerem Stehen zu gären beginnt. Im Kühlschrank ist er kurze Zeit lagerfähig.

**Tipp** Ernten Sie Brennnesseln wegen der hautreizenden Stoffe am besten mit Handschuhen.

## Brunnenkresse – der Jodlieferant

Brunnenkresse enthält die wertvollen Vitamine A und C; außerdem Kalzium, Eisen und Jod.

*Heilwirkung:* Das Kraut wirkt verdauungsfördernd, schleimlösend, stoffwechselanregend und blutreinigend.

Brunnenkresse hilft bei Schwächezuständen, Jodmangel, Stoffwechselstörungen, Hautkrankheiten, Rheuma, Gicht, Leber-, Gallen-, Magen- und Darmleiden sowie bei Erkrankungen der Atemwege.

**Johanniskraut ist in der germanischen Mythologie die heilige Blume des Lichtgottes Baldur.**

## Johanniskraut – die Sonnenpflanze

Aktuelle Studien haben bewiesen: Johanniskraut ist ein Allrounder unter den Heilmitteln.

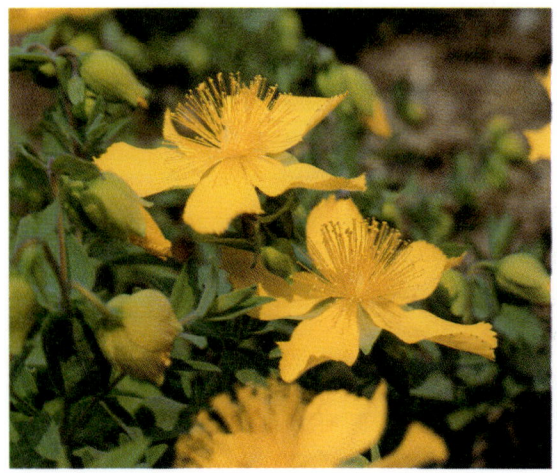

*Heilwirkung:* Johanniskraut ist ein Antidepressivum ersten Ranges und kann bei Nervosität, leichten und mittelschweren Depressionen synthetische Medikamente durchaus ersetzen. Aber es kann noch viel mehr: Geschätzt werden bei äußerlicher Anwendung auch seine wundheilenden, entzündungshemmenden und schmerzlindernden Eigenschaften. In hohen Dosen macht Johanniskraut lichtempfindlich. Für die Zeit der

Einnahme sollte man daher vorsichtshalber die pralle Sonne meiden.

**Tipp** Am Johannistag (24. Juni) geerntetes Johanniskraut soll eine besonders starke Heilkraft entfalten.

## Kamille – die bekannteste Heilpflanze

Die Kamille wächst wild an Feldwegen, Wegrändern und Gärten. Ihr beträchtlicher Gehalt an ätherischen Ölen macht sie zu einer Heilpflanze erster Ordnung.

*Heilwirkung:* Kamille wirkt entspannend und entzündungshemmend, sie beruhigt Magen und Darm. Als Saft oder starker Tee ist Kamille, kombiniert mit Milchzucker, eines der besten Mittel gegen eine geschädigte Darmflora.

Wer sie selbst sammeln möchte, muss den Unterschied der echten Kamille zur Hundskamille kennen, mit der sie leicht zu verwechseln ist: Die echte Kamille hat einen angenehmen, aromatischen Geruch, den die Hundskamille nicht besitzt. Die echte Kamille hat außerdem eine kegelförmige Vorwölbung der Blütenköpfchen, die innen hohl sind.

**Tipp** Erntezeit ist von Mai bis September. Als besonders heilkräftig gelten am Johannitag (24. Juni) gesammelte Pflanzen.

## Löwenzahn – der Universalentgifter

Aus alten Quellen ist bekannt, dass Löwenzahn als Heilmittel in der Antike großes Ansehen genoss. Löwenzahn wird zur Blutreinigung, zur Anregung des Stoffwechsels, als Leber-Gallen-Tonikum und zur Stärkung der Abwehrkräfte eingesetzt. Diese Vielfalt ist nicht verwunderlich, verfügt der Löwenzahn doch über eine große Menge an Heilstoffen. Reichlich vorhanden sind Mineralien und Spurenelemente wie Eisen, Kieselsäure, Mangan, Magnesium und Kalium. Die jungen Blätter im Frühling sind besonders heilsam und für eine Frühjahrs-Stoffwechselkur hervorragend geeignet.

*In Papier eingeschlagen und mit etwas Wasser befeuchtet, halten sich Wildkräuter an einem kühlen Ort mehrere Tage.*

## Melisse (Zitronenmelisse) – in jedem Klostergarten zu finden

Die Melisse gehört zu unseren ältesten Heilpflanzen. Schon Karl der Große ordnete an, dass die Pflanze in jedem Klostergarten anzubauen sei. Man nennt sie auch Zitronenmelisse, da beim Zerreiben der frischen Blätter ein zitronenähnlicher Geruch frei wird.

*»Melisse tröstet das Herz und vertreibt Melancholie und Traurigkeit.«* (The Herbal, 1633)

*Heilwirkung:* Die Melisse hat aufgrund ihrer ätherischen Öle eine milde beruhigende Wirkung auf Magen und Nerven. Sie enthält zahlreiche Mineralstoffe. Wegen des frischen Aromas eignet sich Melisse zur geschmacklichen Aufwertung von Obst- und Gemüsesäften.

## Sauerampfer – eine Delikatesse

Seit der Antike ist der Sauerampfer als heilkräftige Arznei und aromatisches Gemüse bekannt. In der ländlichen Küche hat er eine lange Tradition, mittlerweile wird er aber auch in Feinschmeckerrestaurants angeboten. Sauerampfer blüht zweimal im Jahr, die beste Sammelzeit ist von April bis Mitte Oktober. Die Pflanze wächst bevorzugt auf sumpfigem Untergrund, man findet sie auf feuchten Wiesen, an Wegrändern und Wassergräben.

*Heilwirkung:* Sauerampfer ist reich an Kieselsäure und Kalzium; auch abwehrstärkendes Vitamin C und blutbildendes Eisen stecken in der Pflanze. Sauerampfer wirkt außerdem blutreinigend und wird bei Hauterkrankungen verabreicht. Wegen des Gehalts an Oxalsäure sollten Sie Sauerampfer nicht über längere Zeit und nicht in größeren Mengen einnehmen.

## Schafgarbe – krampflösende Eigenschaften

Die Schafgarbe ist bei uns sehr verbreitet und wächst überall auf trockenen Wiesen und Ackerrändern.

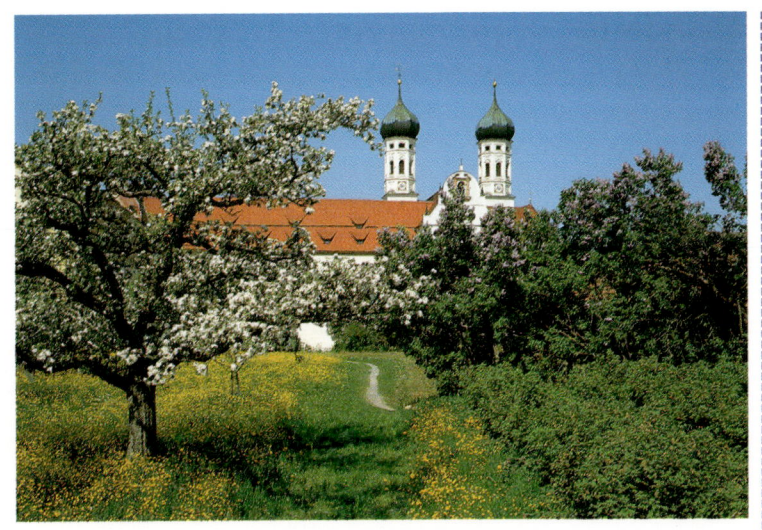

**Die Melisse durfte schon im frühen Mittelalter in keinem Klostergarten fehlen.**

*Heilwirkung:* Schafgarbensaft wird eingesetzt bei Verdauungsbeschwerden, Kreislauf- und Durchblutungsstörungen, Frauenleiden, Gallen- und Venenleiden. Die Schafgarbe wirkt kräftigend auf die Blutgefäße und verbessert die Durchblutung. Verwendet wird das ganze Kraut. Der Saft wird kurmäßig über mehrere Wochen hinweg eingenommen.

*Ein Aufguss aus Schafgarbe und Lavendel kann gegen Akne gute Dienste leisten. Einfach die Dämpfe auf das Gesicht wirken lassen.*

## Spitzwegerich – befreit von Husten

Der Spitzwegerich gehört zu den am weitesten verbreiteten Pflanzen in unserem Kulturkreis. Er wächst in ganz Mitteleuropa auf trockenen Wiesen und an fast allen Wegrändern und ist daher leicht zu sammeln.

*Heilwirkung:* Spitzwegerich ist reich an Kieselsäure und Vitamin C. Als Hustenmittel ist er in der Naturheilkunde seit langem bekannt. Für den Saft wird das ganze Kraut, vor allem jedoch die Blätter, verwendet.

**Tipp** Bei Insektenstichen und Verletzungen als Erste-Hilfe-Maßnahme die Blätter quetschen, bis der Pflanzensaft austritt, und auf die Haut legen.

## Weißdorn – stärkt das Herz

*Weißdornknospen kann man zusammen mit Kartoffeln als Salat essen.*

Der Weißdorn ist in Wäldern, Gärten und Hecken weit verbreitet.

*Heilwirkung:* Weißdorn ist eines der besten Naturheilmittel für alle Herz- und Kreislauferkrankungen. Er wirkt blutdruckregulierend, herzstärkend und beruhigend. Anwendungsgebiete sind Herzschwäche, zu hoher und zu niedriger Blutdruck, Kreislaufstörungen und nervöse Herzbeschwerden. Wertvolle Inhaltsstoffe sind Flavone und Glykoside. Die Sammelzeit der Blüten und jungen Blätter liegt zwischen Mai und Juni.

# Stoffwechselkuren mit Löwenzahn & Co.

Wildkräuter und Wildgemüse nehmen Sie am besten im Rahmen einer Stoffwechselkur ein, die Sie zweimal im Jahr durchführen. Dies ist weitaus weniger anstrengend und belastend als totales Fasten, hat aber einen ähnlichen Effekt. Vor allem im Frühjahr und im Herbst haben die Kräuter eine besonders heilsame Wirkung. In der kälteren Jahreszeit mangelt es uns einerseits meist an Bewegung, andererseits ernähren wir uns in dieser Zeit eher vitaminarm. So sammeln sich Giftstoffe und

*Stoffwechselkuren reinigen den Körper von den im Winter angesammelten Giftstoffen.*

Stoffwechselschlacken an, die der Körper im Frühjahr wieder loswerden sollte. Besonders wichtig ist die erhöhte Zufuhr von Vitalstoffen, vor allem Vitamin C.

Im Herbst ist eine weitere Kur sinnvoll, um die Abwehrkräfte zu mobilisieren, den Organismus auf die kühlere Jahreszeit einzustimmen und damit das höhere Infektrisiko zu mindern. Stoffwechselkuren sollten jedes Jahr durchgeführt werden.

### Frühjahrskur

Sie sollten dreimal täglich vor den Mahlzeiten je einen Esslöffel Brennnessel- und Löwenzahnsaft mit Buttermilch oder Mineralwasser verdünnt einnehmen. Die Kur ist im März oder April besonders wirkungsvoll und sollte über einen Zeitraum von etwa vier Wochen hinweg durchgeführt werden. Den Löwenzahn können Sie ab März bereits selbst ernten. Gerade der junge Löwenzahn eignet sich hervorragend für die Frühjahrskur. Achten Sie darauf, dass die Pflanze nicht zu nah an befahrenen Straßen steht. Brennnesselsaft müssen Sie sich dagegen im Fachhandel besorgen, da sie zum Zeitpunkt der Frühjahrskur noch nicht geerntet werden kann.

**Herbstkur**

Trinken Sie täglich je zwei bis drei Esslöffel Brennnessel- und Löwenzahnsaft mit Buttermilch oder Mineralwasser verdünnt. Zusätzlich sollten Sie zweimal pro Tag ein Glas Traubensaft als Zwischenmahlzeit zu sich nehmen. Die Herbstkur sollte einen Monat lang andauern und im September oder Oktober durchgeführt werden. Im Herbst können wir mit einer Stoffwechselkur unser Immunsystem gegen die Angriffe von Bakterien und Viren nachhaltig mobilisieren.

*Wildkräuter und -gemüse können einen weitaus effektiveren Beitrag zur Entgiftung unseres Körpers leisten als die meisten Heilmittel aus Kulturpflanzen.*

## ERNTEZEITEN DER HEILPFLANZEN

**Birke** Mai und Juni

**Brennnessel** Mai und Juni

**Holunder** die Blüten im Juni und Juli, die Früchte im Herbst

**Johanniskraut** Juni und Juli, am besten zur Zeit der Sommersonnenwende

**Kamille** Mai bis September

**Löwenzahn** März bis Mai

**Melisse** Juli und August

**Sanddorn** September und Oktober

**Schafgarbe** Juni bis September

**Spitzwegerich** Mai bis Juli

**Weißdorn** im Mai und Juni Blüten und Blätter

# Kleine Gewürz- und Kräuterkunde

Das Wissen um die Heilkraft der Gewürze ist uralt. Doch erst in letzter Zeit wird es von der alternativen Medizin wiederentdeckt. Frische Gewürze und Kräuter können praktisch alle Gemüsesäfte geschmacklich aufwerten. Außerdem liefern sie zahlreiche lebensnotwendige Vitamine und Mineralstoffe und regen durch ihren teilweise hohen Gehalt an ätherischen Ölen unsere Stoffwechselfunktionen an.

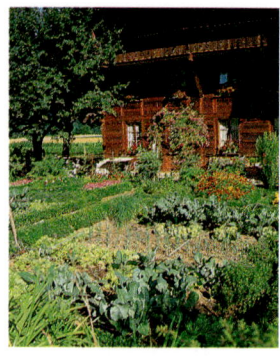

*Dill, Petersilie und Schnittlauch sind heimische Gewürze, die in keinem Gemüsegarten fehlen dürfen.*

## Anis – bereits im alten Ägypten hoch geschätzt

*Heilwirkung:* Anis ist bekannt für seine verdauungsfördernde und entkrampfende Wirkung bei Blähungen. Diese ist auf das in den Anissamen enthaltene ätherische Öl zurückzuführen, das zu 80 bis 90 Prozent aus Anethol besteht. Zudem hat Anis bei Erkältungen einen schleimlösenden Effekt.

## Dill – »Katermittel« der Römer

*Dill ist nicht nur ein kraftvolles Gewürz, sondern auch ein hochwirksames Heilmittel.*

Dill zeichnet sich durch sein angenehmes, kräftiges Aroma aus.

*Heilwirkung:* Schon von den Römern wurde Dill gegen die Folgen übermäßiger Zechgelage eingesetzt. Außerdem wird er traditionell bei Blähungen und Magenbeschwerden verabreicht. Er ist insbesondere bei Bluthochdruck und Herz-Kreislauf-Erkrankungen die Alternative zur Einnahme von Salz.

**Tipp** Ein lästiger Schluckauf verschwindet prompt durch das ätherische Öl des Dills.

## Estragon – ein vornehmes Kraut

Estragon ist aufgrund seines delikaten Geschmacks vor allem bei Feinschmeckern bekannt, sollte jedoch auch in der Gesundheitsküche verstärkt verwendet werden.

*Heilwirkung:* Estragon wirkt entkrampfend, appetit- und verdauungsanregend und wird bei Darmbeschwerden, Blähungen und Schluckauf eingesetzt.

## Galgant – aus der Klostermedizin der Hildegard von Bingen

In Geruch und Aussehen dem Ingwer ähnlich, wird die Galgantwurzel auch als »europäischer Ingwer« bezeichnet. Es war der Verdienst der Heiligen Hildegard von Bingen, dass der Galgant als Heilpflanze bei uns bekannt wurde.

*Heilwirkung:* Die ätherischen Öle und Enzyme der Galgantwurzel stärken die Verdauung, regen den Appetit an und beseitigen Blähungen. Die Heilige Hildegard gab Galgant auch bei Herzschwäche und Fieber.

*Zubereitung:* Galgantwurzelsaft frisch pressen oder getrocknetes Pulver als Küchengewürz verwenden. Regelmäßig eingesetzt, ist Galgant ein wirkungsvolles Mittel gegen chronische Verstopfung.

*Galgant ist in der traditionellen Medizin vor allem ein Heilmittel für Verdauungsprobleme.*

## Ingwer – die Kraft der asiatischen Wurzel

In der chinesischen Medizin ist die Ingwerwurzel wichtiger Bestandteil bei der Behandlung zahlreicher Erkrankungen. Die hohe Konzentration von Enzymen macht den Ingwer so wertvoll.

*Heilwirkung:* Wer unter Reisekrankheit leidet, kann mit ein bis zwei Esslöffeln Ingwersaft vorbeugen. Zudem hat die Wurzel einen positiven Einfluss auf den Cholesterinspiegel und die Fließeigenschaften des Blutes. Darüber hinaus stärkt Ingwer das Immunsystem. In der chinesischen Medizin wird die Wurzel bei Schwächezuständen verordnet.

## INGWER IN DER CHINESISCHEN HEILKUNST

Bei drohender Erkältung mit Anzeichen von Frösteln ein kleines Stück Ingwer raspeln, mit etwas Zitronensaft aufkochen und abends zwei Tassen von dem Sud trinken. Der Ingwertrunk wärmt innerlich intensiv auf und fördert das Schwitzen; am nächsten Tag sind die Beschwerden in den meisten Fällen verschwunden. Die Einnahme des Ingwertrunks kann bei Bedarf risikolos mehrmals wiederholt werden.

## Meerrettich – wichtige Entgiftungsenzyme

*Da Meerrettich Magen und Nieren reizen kann, darf er nicht über längere Zeit und in hoher Dosierung verzehrt werden.*

*Heilwirkung:* Meerrettich – »Bauernsenf« – enthält viele B-Vitamine und Vitamin C. Nachgewiesen ist ein antibiotischer Effekt, der vor allem bei Infekten der Atem- und Harnwege zum Tragen kommt. Als frisch gepresster Saft hilft die Wurzel bei Verdauungsstörungen und Appetitlosigkeit. Das wertvolle ätherische Öl wird beim Reiben oder Pressen der Wurzel frei. Am besten verwendet man Meerrettich frisch oder lagert ihn, eingeschlagen in feuchten Sand, eine Weile kühl und dunkel.

Aufgrund seines Gehalts an Schwefel ist Meerrettich besonders bei unreiner Haut und Schuppen wirksam.

**Tipp** Äußerlich verwendet man geriebenen Meerrettich für Auflagen bei chronischen Nebenhöhlenentzündungen, Rheuma, Ischias und Nervenentzündungen.

## Petersilie – die Vitamin- und Mineralstoffbombe

Petersilie zeichnet sich durch einen sehr hohen Gehalt an Vitamin C, Kalium, Kalzium, Magnesium und Eisen aus.

*Heilwirkung:* Petersilie reinigt den Stoffwechsel und regt die Nierenfunktion an.

## Rosmarin – Gerb- und Bitterstoffe

Bereits Pfarrer Kneipp verordnete Rosmarinwein zur Stärkung des allgemeinen Wohlbefindens.

*Heilwirkung:* Als Tee wirkt Rosmarin kreislaufanregend. Er kann ohne weiteres den Morgenkaffee ersetzen. In der Frauenheilkunde wird er zur Beschleunigung der Geburt eingesetzt. Äußerlich angewendet, wirkt Rosmarin durchblutungsfördernd und schmerzstillend.

**Tipp** Zur Herstellung des Rosmarinweins bedecken Sie zwei Handvoll Rosmarinblätter in einem Schraubglas mit 0,7 Liter Weißwein und stellen es auf das Fensterbrett. Nach sieben Sonnentagen abfiltern und abfüllen. Vorsicht! Rosmarinwein ist nicht anzuraten bei Bluthochdruck, Nervosität oder Schlafstörungen sowie in der Schwangerschaft.

*Rosmarin heißt übertragen »Meerestau«. Die Poesie des Namens ist kein Zufall: Schon bei den Griechen war das Kraut ein beliebtes Aphrodisiakum.*

## Schnittlauch – erster Vitaminspender des Jahres

Schnittlauch ist ein wertvolles Küchenkraut, das man am besten klein geschnitten auf Gemüsesäfte streut. Er ist reich an den Vitaminen C und $B_2$ sowie an Carotin und Mineralstoffen.

## Vanille – die »Königin der Gewürze«

Die Vanilleschote ist ein edles Gewürz, das so manchem Saft eine feine geschmackliche Abrundung verleiht. Auch die Wirkung als Aphrodisiakum wird des Öfteren beschrieben.

## Wermut (Absinth) – kräftigt und belebt den Organismus

»Wermut heilt Schwermut«, heißt es im Volksmund. Damit kommt zum Ausdruck, dass Bitterstoffe wie der Wermut nicht nur allein die Verdauungsorgane anregen, sondern den ganzen Organismus tonisieren und beleben sowie helfen, aus seelischen Stimmungstiefs herauszufinden.

# Säfte für Gesundheit und Vitalität

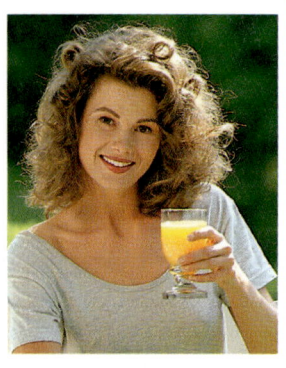

**Das Wichtigste bei der Verarbeitung und Zubereitung von Obst und Gemüse bzw. Säften ist die schonende Behandlung der frischen Rohprodukte. Insbesondere Vitamine reagieren sehr empfindlich auf Sauerstoff, Licht oder Hitze. Durch unsachgemäße Behandlung können bis zu 90 Prozent der lebenswichtigen Vitamine, aber auch ein großer Teil der Mineralstoffe und Spurenelemente verloren gehen. Saftcocktails sind jedoch nicht nur aufgrund ihres hohen Gehalts an Vitalstoffen so beliebt, sondern in erster Linie wegen ihres ausgezeichneten Geschmacks. In diesem Kapitel finden Sie zahlreiche Rezeptvariationen für köstliche und gesunde Frucht- und Gemüsedrinks. Ob Saftmischungen aus heimischen Früchten oder exotische Kreationen – probieren Sie die Rezepte einfach aus, und entscheiden Sie nach Ihrem Gusto, welcher Vitalcocktail Ihr Lieblingsdrink ist.**

## Leckere und gesunde Fitmacher

*Je kürzer die Zeitspanne zwischen der Ernte der Zutaten und der Zubereitung Ihres Drinks ist, desto größer ist seine Heilwirkung.*

Mit Obst- und Gemüsecocktails können Sie gezielt Gesundheit tanken und gesundheitlichen Störungen vorbeugen. Die nachfolgenden Rezeptvorschläge sind, sofern nicht anders angegeben, für jeweils eine Portion berechnet. Lassen Sie sich aber nicht daran hindern, eigene Kreationen zu probieren und damit Ihre persönliche Geschmacksnote aufzuspüren. Natürlich ist es auch möglich, die Zutaten gezielt zur Heilung von Beschwerden auszuwählen. Schlagen Sie einfach nach – ab Seite 82.

## Mineralspender

*Zutaten:* 2 Pfirsiche, 1 Orange, 1 Apfel, kohlensäurearmes Mineralwasser

*Zubereitung:* Gewaschenes Obst in Scheiben schneiden, die Orange schälen. Die Früchte in den Entsafter und auspressen.

## Der Muntermacher

*Zutaten:* 1 Scheibe Ananas, 1 Grapefruit

*Zubereitung:* Grapefruit schälen und zerteilen; Ananasscheibe vierteln und entsaften.

**Tipp** Bei einer Ananas aus kontrolliertem biologischen Anbau können Sie die äußere Schale nach gründlicher Reinigung zum Entsaften mit verwenden.

*Die Zutaten des »Muntermachers« tragen dazu bei, Ihre Verdauung auf Trab zu bringen. Außerdem erhalten Sie eine kräftige Dosis Vitamin C.*

## Biene Maja

*Zutaten:* 1 Orange, $^1/_2$ Limette, 1 EL Blütenpollen

*Zubereitung:* Orange und Limette auspressen und mischen; Blütenpollen unterrühren.

**Tipp** Die Zugabe von Blütenpollen macht den Saft besonders hochwertig.

## Krafttrunk

*Zutaten:* $^1/_4$ Ananas, 1 kleines Stück Ingwer oder Galgant (ca. 1 cm lang)

*Zubereitung:* Ananas schälen, mit Strunk pressen und mit dem frisch gepressten Ingwer oder Galgant mischen. Sehr anregend und wohlschmeckend.

## Entschlackungssaft

*Zutaten:* 100 ml Ananassaft, 150 ml Sauerkrautsaft, 1 Prise Muskatblüte, etwas Selleriegrün

*Zubereitung:* Alle Zutaten vermischen und mit dem Selleriegrün verzieren.

### Schlafcocktail
*Zutaten:* 2 Karotten, 1 Stück Sellerie, $^1/_2$ Bund Petersilie
*Zubereitung:* Karotten, Sellerie und Petersilie auspressen und gut vermischen. Ein äußerst vitalisierendes Getränk.

*Mit dem »Sportdrink« erhalten Sie alle Mineralien und Spurenelemente, die Sie bei körperlicher Anstrengung benötigen.*

### Sportdrink
*Zutaten:* 2 Karotten, 1 Stück Sellerie, Zitronensaft, magnesiumreiches Mineralwasser
*Zubereitung:* Säfte frisch pressen, vermischen und mit Mineralwasser auffüllen.

### Vitamincocktail
*Zutaten:* 1 Orange, $^1/_2$ Zitrone, 1 Apfel, $^1/_2$ Glas weißer Traubensaft
*Zubereitung:* Säfte frisch pressen und mischen.

### Regenerationsdrink
*Zutaten:* 1 Apfel, 1 Orange, 1 Stück Ananas, 1 EL Sanddornsaft, magnesiumreiches Mineralwasser
*Zubereitung:* Säfte vermischen und mit Mineralwasser aufgießen. Der Regenerationsdrink ist besonders wirksam bei Frühjahrsmüdigkeit.

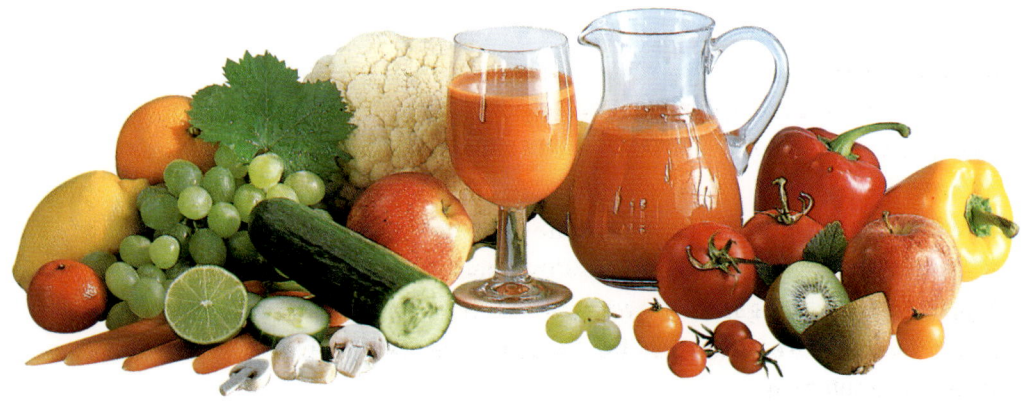

## Aufbaudrink

*Zutaten:* 1 Apfel, 1 Orange, $1/2$ Grapefruit
*Zubereitung:* Säfte frisch pressen und vermischen.
**Tipp** Mit etwas Pfirsichsaft kann der sehr kräftige Geschmack dieses Cocktails etwas abgemildert werden.

## Fitnessdrink

*Zutaten:* Tomatensaft, Karottensaft und Sauerkrautsaft zu gleichen Teilen, Selleriesalz
*Zubereitung:* Säfte frisch pressen, vermischen und mit Selleriesalz abschmecken.

## Anti-Stress-Drink

*Zutaten:* 2 reife Tomaten, 1 rote Paprika, 1 Stück Gurke (ca. 4 cm), 5–6 frische Basilikumblätter, etwas Zitronensaft, Salz, Pfeffer, 2 Tropfen Tabascosauce
*Zubereitung:* Gemüse auspressen, mit dem Basilikum mixen, nach Geschmack würzen und eventuell mit etwas Eis auffüllen. Mit Zitronensaft, Salz, Pfeffer und Tabasco abschmecken.

*Der »Anti-Stress-Drink« gibt dem Körper wieder die Vitalstoffe zurück, die der Stress ihm entzogen hat.*

## Powerpaket

*Zutaten:* 1 Apfel, Saft von $1/2$ Zitrone, 1 Karotte, 1 Stück Sellerie
*Zubereitung:* Die Säfte frisch pressen und vermischen.

## Blutbildungssaft

*Zutaten:* 250 g frische Spinatblätter, 1 kleine Zwiebel, 1 kleines Stück Sellerie, Petersilie, 1 Schuss Worcestersauce, jodiertes Meersalz
*Zubereitung:* Das Gemüse entsaften, die Säfte gut vermischen. Mit etwas Worcersauce und Salz abschmecken.
**Tipp** Der Blutbildungssaft ist wegen seines hohen Gehalts an Eisen und Folsäure besonders für Frauen in der Schwangerschaft zu empfehlen.

### Anti-Infekt-Drink

*Zutaten:* 1 Apfel, ¹/₂ Glas Preiselbeersaft
*Zubereitung:* Fruchtsäfte mischen. Bei erhöhter Neigung zu Infektanfälligkeit täglich trinken.

### Managerdrink

*Zutaten:* ¹/₂ Glas Mangosaft, 100 ml Orangensaft, 100 ml Möhrensaft, 1 EL Zitronensaft, ¹/₂ TL Bienenhonig, Melisse
*Zubereitung:* Alle Zutaten mischen und mit etwas Melisse verzieren.

*Der »Blutreinigungssaft« empfiehlt sich besonders bei Hautunreinheiten, Akne und Ekzemen.*

### Blutreinigungssaft

*Zutaten:* ¹/₂ mittelgroße Rote Bete, 1 Apfel, 1 Löffelspitze frisch geriebener Meerrettich
*Zubereitung:* Säfte frisch pressen, Meerrettich dazugeben und gut verrühren.

### Magenstärker

*Zutaten:* Sauerkrautsaft und Tomatensaft zu gleichen Teilen, 1 Tropfen Tabascosauce, etwas Salz, Pfeffer
*Zubereitung:* Säfte mischen und mit Tabascosauce, Salz und Pfeffer abschmecken.

### Energietonic

*Zutaten:* 20 ml Kirschsaft, 80 ml Birnensaft, 40 ml Mangosaft, 40 ml Orangensaft, Eiswürfel
*Zubereitung:* Das Glas schräg halten und die Säfte vorsichtig nacheinander hineingießen, so dass sie sich nicht durchmischen. Dies ergibt eine schöne farbliche Anordnung. Besonders erfrischend schmeckt das Energietonic mit einigen Eiswürfeln.
**Tipp** Dieses Tonic eignet sich als erfrischender und alkoholfreier Aperitif, wenn Sie Gäste haben.

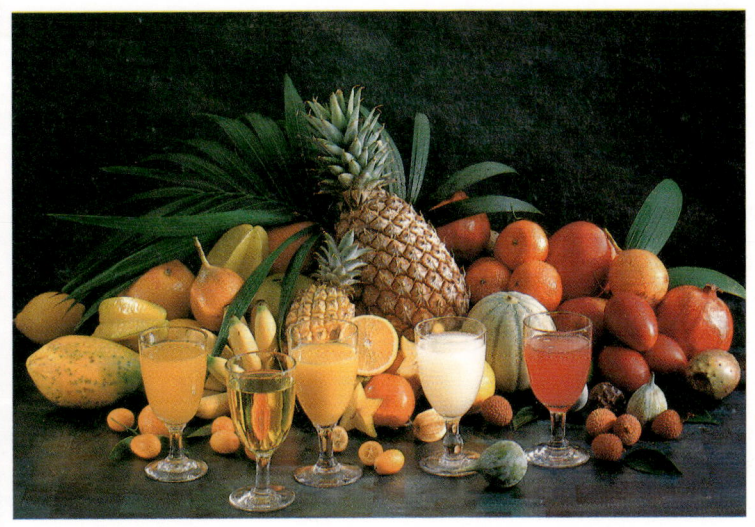

**Wegen ihrer vielen verschiedenen Farben und Geschmacksrichtungen können Säfte sogar auf Kindergeburtstagen der Cola den Rang ablaufen.**

## Vitaminspender

*Zutaten:* je $1/4$ Teil Sauerkirschensaft und Ananassaft, $1/2$ Teil Mineralwasser

*Zubereitung:* Säfte vermischen und mit Mineralwasser auffüllen.

## Aufbautonic

*Zutaten:* $1/2$ Glas Tomatensaft, $1/2$ Kiwi, je $1/2$ TL Sojasauce und Ahornsirup, Pfeffer, Hefewürze, Mineralwasser

*Zubereitung:* Kiwi mit Tomatensaft, Sojasauce und Ahornsirup pürieren. Mit Pfeffer und Hefewürze abschmecken und mit Mineralwasser aufgießen.

## Virenblocker

*Zutaten:* 1 kleine Knolle Rote Bete, $1/4$ Kopf Weißkohl, 1 große Orange, 1 Chilischote, Thymian

*Zubereitung:* Rote Bete grob zerkleinern, mit Weißkohl und der entkernten Chilischote in den Entsafter geben. Die Orange auspressen und den Saft hinzugeben. Mit einigen Blättchen Thymian garnieren.

*Täglich ein Glas vom »Vitaminspender«, und Sie sorgen auf eine einfache Weise für eine ausreichende Versorgung mit Vitamin C.*

# Erfrischende Obst- und Gemüse-cocktails mit Tee

## Sommerprise (für 4 Personen)

*Fruchtsäfte bekommen mit ein wenig Zitronenmelisse oder Minze eine besondere Geschmacksnote.*

*Zutaten:* 400 ml Apfelsaft, 1 EL Minzeblätter, 1 EL Zitronensaft, Eiswürfel, Schwarztee (1 Beutel Ceylontee für 300 ml Wasser)
*Zubereitung:* Schwarzen Tee mit Minzeblättern zubereiten, fünf Minuten ziehen lassen. Abkühlen lassen und zu dem Apfel- und Zitronensaft geben. Mit Eiswürfeln auffüllen.
**Tipp** Diese erfrischende Mischung ist besonders gut geeignet für (Kinder-)Geburtstage im Sommer.

## Kinderdrink (für 4 Personen)

*Zutaten:* $1/2$ l Malventee, 2 Orangen, 2 Zitronen, 4–6 Eiswürfel
*Zubereitung:* Tee abkühlen lassen und mit den frisch gepressten Säften vermischen. Eiswürfel dazugeben.

# Rezepte mit Milch & Co.

## Hautcocktail

*Zutaten:* $1/2$ Apfel, 1 EL Zitronensaft, 50 ml Karottensaft, 50 ml Milch
*Zubereitung:* Apfel fein raspeln und mit Zitronensaft beträufeln. Karottensaft und Milch dazugeben und gut mischen.

## Verdauungscocktail

*Zutaten:* 1 große Orange, 1 kleiner Apfel , 100 ml Buttermilch, 1 EL Weizenkeime

## GETREIDEKEIME

Weizenkeime eignen sich hervorragend zur Aufwertung von Säften, denn sie gehören zum wertvollsten Teil des Getreidekorns. Weizenkeime schmecken angenehm und haben ein leicht nussiges Aroma.

*Zubereitung:* Orange auspressen, Apfel fein raspeln, die Früchte gut miteinander vermischen. Orangen-Apfel-Püree unter die Buttermilch rühren; Weizenkeime zugeben.

## Stoffwechseldrink
*Zutaten:* 1 Orange, 1 Karotte, 2 fein geraspelte Äpfel, $1/2$ l Buttermilch
*Zubereitung:* Orangen- und Karottensaft mit Buttermilch mischen und etwa eine $1/2$ Stunde kühl stellen. Geraspelte Äpfel dazugeben und sofort trinken.

## Stärkungscocktail
*Zutaten:* 4 EL Sanddornsaft, $1/4$ l Buttermilch, Vanille, 2 Eiswürfel
*Zubereitung:* Sanddornsaft mit Buttermilch vermischen, mit Vanille abschmecken und Eiswürfel dazugeben.

## Red Star
*Zutaten:* Schwarzer Johannisbeersaft und Kefir zu gleichen Teilen
*Zubereitung:* Saft frisch pressen, mit Kefir vermischen und möglichst sofort trinken.

## Gaumenfreude
*Zutaten:* 100 g Heidelbeeren, 1 TL Weizenkeime, 0,2 l Buttermilch
*Zubereitung:* Zutaten vorsichtig im Mixer mischen.

## Wake-up
*Zutaten:* 1 Glas frisch gepresster Aprikosensaft, 2 EL Joghurt, Saft von $1/2$ Zitrone
*Zubereitung:* Aprikosen- und Zitronensaft mit dem Joghurt mixen.

*Kefir können Sie auch einfach selbst herstellen. Einmal angesetzt, vermehrt er sich rasch, und es besteht kein Bedarf mehr, ihn nachzukaufen.*

**Mit Milchpro-
dukten lassen
sich leicht ener-
giereiche Drinks
mischen.**

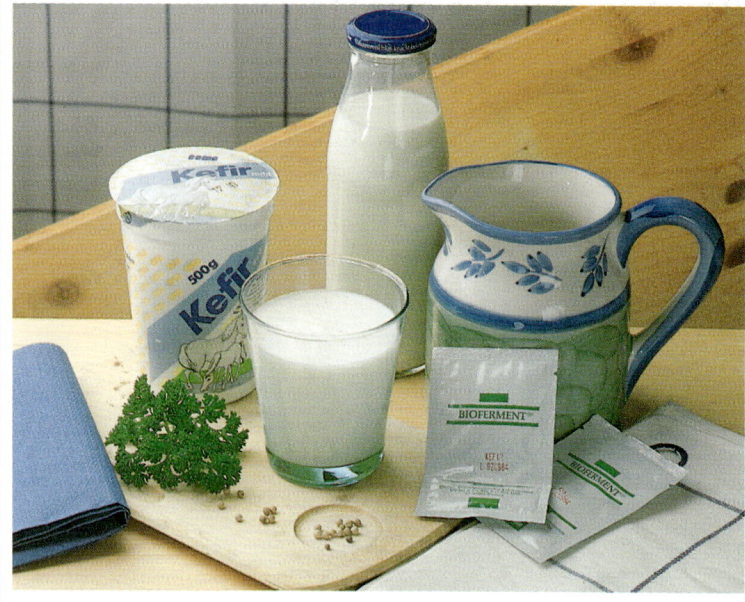

### Energiedrink

*Zutaten:* $1/2$ Banane, 1 Karotte, kalte Vollmilch
*Zubereitung:* Alle Zutaten im Mixer verquirlen und sofort servieren.

### Winterhonig-Frucht-Milch

*Viele der Cocktails
mit Milch lassen
sich problemlos
zu Speiseeis ver-
arbeiten.*

*Zutaten:* je $1/2$ Apfel, Orange und Banane, 1 Scheibe Ananas, $1/4$ l Milch, 2 EL Bienenhonig, Schale einer ungespritzten Zitrone, 2 Eiswürfel
*Zubereitung:* Milch mit Bienenhonig verquirlen. Nacheinander die frisch gepressten Obstsäfte hinzugeben.

### Kräutercocktail

*Zutaten:* 1 Bund frischer Dill, 5 EL Naturjoghurt, 1 Tropfen Tabascosauce, bei Bedarf eine Prise Salz, Mineralwasser
*Zubereitung:* Dill, Joghurt und Gewürze mit etwas Eis durchmixen. Anschließend mit gekühltem Mineralwasser auffüllen.

# Powergetränke mit Getreide

## Die heilende Kraft des Getreidesaftes

Eine besondere Variante der gesunden Obst- und Gemüsesäfte ist die Kombination mit wertvollem Getreidewasser, einem Produkt, das in der Bioküche regelmäßig anfällt und zu beinahe allen Gemüsearten passt. Im Getreidewasser, einer wahren Kraftquelle, sind eine Vielzahl von Mineralien, Spurenelementen und Vitaminen enthalten.

Es können nahezu alle Getreidesorten, Weizen, Roggen, Hafer, Grünkern, Gerste, Vollreis und Buchweizen, verwendet werden – vorzugsweise aber Getreide aus biologischem Anbau.

*Der Körper kann die im Getreidewasser enthaltenen Vitalstoffe einfacher aufnehmen als aus dem Korn.*

### So wird's gemacht

* Getreidewasser aus ganzen Körnern: 250 Gramm Getreide mit eineinhalb Liter Wasser über Nacht quellen lassen. Am nächsten Tag etwa 30 bis 40 Minuten bei geringer Hitze köcheln lassen. Das Getreidewasser anschließend abgießen und für die Getränke weiterverarbeiten.
* Getreidewasser aus geschrotetem Getreide: Einen gehäuften Esslöffel Getreideschrot (grob) mit einem halben Liter Wasser verrühren und etwa 15 Minuten sanft köcheln lassen. Anschließend durch ein Sieb gießen, das Getreideschrot weiterverarbeiten und das Wasser für die Säfte benutzen.

### DIE HEILWIRKUNG DES GETREIDEWASSERS

* Hafer- und Gerstenwasser: beruhigend bei Darmstörungen
* Weizenwasser: günstige Wirkung auf Herz und Kreislauf

* Roggenwasser: enthält besonders viel Kalium, unterstützt die Leber; Kalium sorgt für den Transport der Nährstoffe zu den Zellen

## Hafervitaldrink

*Zutaten:* $^1/_2$ l Haferwasser, 1 Banane, 1 Zitrone, 1 EL Bienen-honig, 1 EL Haselnussmus, 4 EL Sahne

*Zubereitung:* Banane pürieren und mit den anderen Zutaten mischen. Anschließend Haferwasser aufgießen.

## Fitmacher

*Zutaten:* $^1/_2$ l Getreidewasser, 2 Möhren, 1 Glas Brennnessel-saft, 1 EL Sonnenblumenöl

*Zubereitung:* Die Zutaten mischen und langsam trinken.

**Tipp** Statt Brennnessel können Sie wahlweise auch andere Wildkräuter verwenden.

## Powercocktail

*Zutaten:* $^1/_4$ l Getreidewasser, 1 Rote Bete, 1 Apfel, $^1/_2$ kleine Salatgurke, $^1/_2$ Zitrone, Worcestersauce (nach Bedarf)

*Zubereitung:* Saft aus Roter Bete, Apfel, Gurke und Zitrone her-stellen. Mit Worcestersauce würzen und mit dem Getreide-wasser verquirlen.

## Sanddorn-Energiespender

*Wer mit Bienen-honig süßt, spart sich nicht nur den ungesunden Zucker, er fügt dem Saft sogar noch ein weiteres aus-gezeichnetes Heil-mittel bei.*

*Zutaten:* $^1/_4$ l Getreidewasser, 1 großer Apfel, 4 EL Sanddorn

*Zubereitung:* Den frisch gepressten Apfelsaft mit den übrigen Zutaten vermischen. Bei Bedarf mit etwas Bienenhonig nach-süßen.

## Magenschoner

*Zutaten:* $^1/_4$ l Gerstenwasser, 4 EL Sauerkrautsaft

*Zubereitung:* Den frisch gepressten Saft mit dem Getreidewas-ser vermischen und schluckweise trinken.

**Tipp** Der Saft hat einen heilsamen Einfluss auf die Magen- und die Darmschleimhaut. Mit ihm kann auch nach einer Antibio-tika-Therapie die Darmsanierung durchgeführt werden.

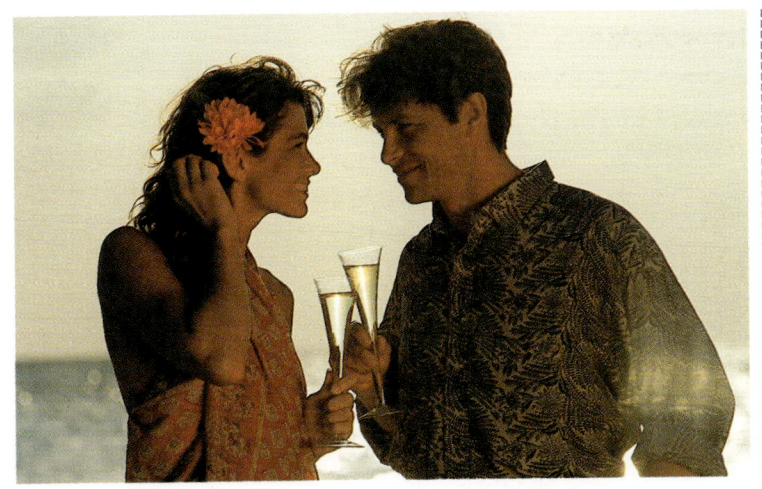

**Die intimen Stunden zu zweit lassen sich auch ohne Alkohol prickelnd gestalten.**

# Getränke für Körper und Sinne – Aphrodisiaka

Nicht nur Sekt berauscht die Sinne und belebt die Fantasie. Die gleiche Wirkung stellt sich auch ohne Alkohol ein. Es gibt eine ganze Reihe von Obst- und Gemüsesäften, denen eine aphrodisierende Wirkung nachgesagt wird, z. B. Artischocke, Sellerie und Fenchel. Die Rezepte entsprechen, sofern nicht anders angegeben, jeweils zwei Portionen.

*Artischockensaft – jeden Tag zwei Esslöffel über einen längeren Zeitraum hin eingenommen – steigert die Lust bei Frauen.*

### Spargelsaft – nicht nur für müde Männer

*Zutaten:* 3–4 Stangen Spargel, 1 Kartoffel, $1/2$ Bund Petersilie, etwas jodiertes Meersalz

*Zubereitung:* Spargel vorsichtig schälen und in ca. fünf Zentimeter lange Stücke schneiden. Spargel und Kartoffel entsaften, mit wenig Pfeffer und Salz abschmecken und mit der gehackten Petersilie bestreuen.

### Rote Liebe

*Zutaten:* 2 Blutorangen, 1 Glas Papayasaft

*Zubereitung:* Säfte frisch pressen und vermischen.

71

### Gaumenfreude für zwei

*Zutaten:* Mangosaft, Maracujasaft, Orangensaft und Kurmolke zu gleichen Teilen, Mineralwasser, einige Eiswürfel

*Zubereitung:* Säfte und Kurmolke gut miteinander vermischen, zusammen mit den Eiswürfeln kurz mixen und mit prickelndem Mineralwasser auffüllen.

### Girl's Drink

*Zutaten:* 2 Bananen, 1 Zitrone, $1/2$ l Buttermilch, 1 Bund Dill, 1 TL Bienenhonig, Tabascosauce

*Zubereitung:* Banane mit Zitronensaft, Honig, Dill und Buttermilch mixen. Mit Tabascosauce pikant abschmecken.

### Indischer Liebestrank

*Zutaten:* Kirschsaft und Mangosaft zu gleichen Teilen, 1 Prise Ingwer

*Zubereitung:* Säfte frisch pressen und mit Ingwer abschmecken. Wärmt von innen kräftig auf.

# Saftfasten

Fasten gehört zu den ältesten Heilverfahren. Das freiwillige und zeitlich begrenzte Fasten ist in den verschiedenen Kulturen unter anderem durch religiöse und geistliche Motive begründet, man denke nur an den Ramadan oder unsere 40 Tage Fastenzeit vor Ostern. Wie so oft vermischen sich auch hier religiöse Bräuche mit praktischen Notwendigkeiten, und so diente die Fastenzeit wohl von alters her auch der Entschlackung des Körpers. Die Fastenkur entlastet und reguliert den Organismus und bewirkt eine Reinigung und Umstellung des überlasteten Stoffwechsels. Dies wiederum führt zur Aktivierung der Selbstheilungskräfte des Körpers. Der geschädigte Darm hat während der Saftkur ausreichend Zeit zur Regeneration.

*Die Einnahme von Aphrodisiaka gehörte im alten Orient zum Ritual einer Liebesnacht.*

## Saftfasten wirkt auf Körper, Geist und Seele

Die Saftfastenkur ist die Zeit, in der der Körper optimal entgiften kann und die Möglichkeit zur verstärkten Ausscheidung von Giftstoffen bekommt. Dass Fett abgebaut wird und die Körperpfunde schmelzen, ist bei der Fastenkur eher ein angenehmer Nebeneffekt. Die Gewichtsabnahme fällt beim Saftfasten natürlich nicht so deutlich aus wie beim klassischen Fasten, da ja Kalorien, wenn auch nur in geringen Mengen, zugeführt werden.

*Wer eine Fastenkur einzig und allein zum Abnehmen durchführt, tut sich später oft besonders schwer, das neue Gewicht zu halten.*

### Maßvolle Gewichtsreduktion

Ernährungswissenschaftler plädieren nach aktuellen Erkenntnissen für eine schonende Gewichtsabnahme, die dauerhafter ist als strenge Diäten. Saftkuren sind also die optimale Fastenform, da nicht völlig auf Nahrung verzichtet wird. Saftkuren lassen sich besonders gut zu Hause durchführen. Für all diejenigen, die abnehmen möchten: Pro Woche ein halbes Kilogramm Gewichtsabnahme ist ideal, so die Empfehlung der Experten.

**Wenn die Pfunde drücken, kommt eine Saftkur allemal billiger als eine neue Garderobe.**

73

### Saftfasten weckt die Lebensgeister

Wer schon einmal gefastet hat, wird feststellen, dass auch auf der geistigen und seelischen Ebene einiges geschieht, denn der Mensch wird in allen Bereichen aufnahmebereiter und offener. Viele beschreiben dies als besondere Klarheit, Sensibilität und Verletzlichkeit, aber auch als Chance zur aktiven Auseinandersetzung mit alten – überholten – Gedankenmustern. Nicht selten haben wir in dieser Zeit auch vermehrt Träume, die uns den Zugang zu unserem Innersten und Unterbewusstsein ermöglichen. Die Fastenkur führt also zu einer körperlichen, geistigen und seelischen Reinigung. Liegen keine schweren Erkrankungen vor, gibt es keine Bedenken gegen regelmäßiges Saftfasten. Im Zweifelsfall sollten Sie mit Ihrem Arzt oder Heilpraktiker sprechen.

## Für wen ist Saftfasten nicht geeignet?

*Bei einer Fastenkur mit Säften kann man in der Regel – im Gegensatz zum totalen Fasten – seinen gewohnten Tätigkeiten voll nachgehen.*

Vorübergehend kann es bei manchen Menschen zu Blähungen und anderen Verdauungsbeschwerden kommen, die aber in der Regel nach wenigen Tagen verschwinden. Wichtig ist es auch, auf Zucker zu verzichten, da dieser zu einer übermäßigen Gärung im Darm führt. Bei folgenden Gesundheitsstörungen sollte keinesfalls eine Saftfastenkur durchgeführt werden:

* Starke Schwächezustände
* Auszehrende Krankheiten, z. B. Krebs
* Hormonelle Störungen, z. B. Schilddrüsenüberfunktion
* Schwere Infektionskrankheiten
* Chronische Darmentzündungen
* Zuckerkrankheit (Diabetes mellitus)

## Vorbereitung auf das Saftfasten

* Legen Sie die Fastenkur möglichst in einen Zeitraum, in dem Sie ausreichend Ruhe und Muße haben. Ideal sind natürlich ein paar Tage Urlaub, in denen Sie Zeit für Spa-

ziergänge in der Natur, zum Lesen und Meditieren haben. Aber natürlich kann auch während des normalen Alltages gefastet werden.

* Schön ist es, wenn Sie nicht alleine fasten. Vielleicht finden sich Mitfastende in der Familie oder im Freundeskreis.
* Besorgen Sie einen ausreichend großen Vorrat an Obst und Gemüse, Mineralwasser und Tee.
* Gestalten Sie Ihre Freizeit aktiv mit viel Bewegung und Gymnastik, damit die Giftstoffe besser ausgeschwemmt werden können.
* Sorgen Sie für ausreichend Schlaf und Erholung; lassen Sie den Tag gegen 22 Uhr ausklingen; stellen Sie nicht den Wecker. Stehen Sie morgens auf, wenn Sie wach werden.
* Bereiten Sie sich mit Entspannungsübungen auf das Saftfasten vor.

## Bei welchen Beschwerden hilft Saftfasten?

Auch Gesunde sollten regelmäßig Saftkuren durchführen, um den Stoffwechsel zu entlasten, Krankheiten vorzubeugen und natürlich das allgemeine Wohlbefinden zu steigern. Bei vielen Indikationen sind Saftkuren eine wichtige Unterstützung der medizinischen Therapie:

*Eine regelmäßige Saftkur gehört zu den wirkungsvollsten Maßnahmen zur Stabilisierung des Immunsystems.*

* Herz-Kreislauf-Erkrankungen, z. B. Bluthochdruck, beginnende Arterienverkalkung
* Anormale Blutfettwerte
* Gelenkbeschwerden und Rheuma
* Stoffwechselerkrankungen, z. B. Gicht
* Verdauungsstörungen, z. B. Verstopfung, Sodbrennen, Blähungen
* Leber-Gallen-Störungen
* Hautleiden, z. B. Ekzeme oder Akne
* Erkrankungen der Atemwege
* Ständig wiederkehrende Infekte

* Zur Entwässerung und Anregung der Nierenfunktion
* Zur Stärkung des Immunsystems
* Zur Gewichtsregulierung, Abbau von leichtem bis mäßigem Übergewicht

## Die zwei Varianten des Saftfastens
### Saftfasten

Das Saftfasten bedingt eine tiefgreifende Umstellung des Organismus und hat eine überaus starke Wirkung. Die Dauer des Saftfastens sollte fünf bis zehn Tage betragen; es kann mehrmals pro Jahr durchgeführt werden. Die beste Zeit für Saftfastentage ist Frühjahr oder Herbst.

*Die Kurzkur ist eine Variante des Saftfastens, die ohne größeren Aufwand auch spontan durchgeführt werden kann.*

### Safttage oder Kurzkuren

Safttage oder Kurzkuren haben eine sehr sanfte und sehr gut verträgliche Wirkung. Kurzkuren sollten nicht länger als zwei Tage dauern. Am besten eignet sich für den normalen Arbeitnehmer das Wochenende (Freitag/Samstag oder Samstag/Sonntag). In dieser Zeit wird keine feste Nahrung, sondern aus-

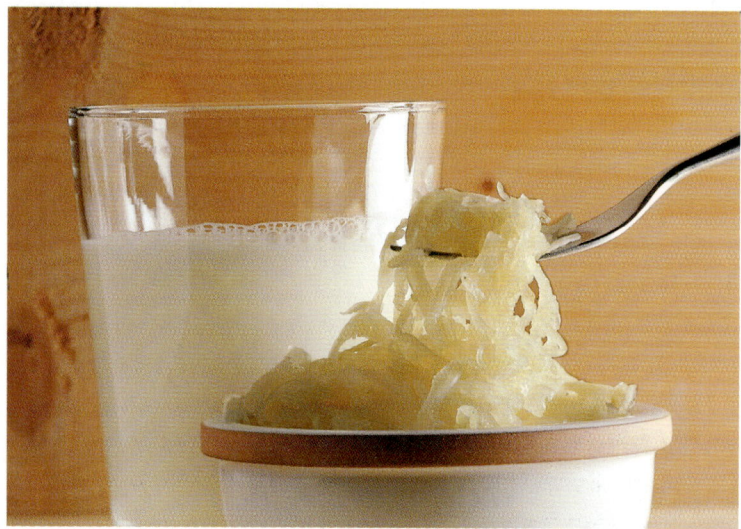

**Sauerkrautsaft ist einer der wichtigsten Bestandteile einer Fastenkur mit Säften.**

schließlich Saft eingenommen. Die Kurzkuren können als gute Gesundheitsvorsorge bei Bedarf regelmäßig jede Woche oder auch einmal oder mehrmals im Monat durchgeführt werden. Bei Kurzkuren oder einzelnen Safttagen ist keine Vor- und Nachbereitung wie beim klassischen Saftfasten erforderlich.

## Kurplan für eine Fastenkur
### Der Entlastungstag (Vorbereitungstag, Vorfastentag)
Dieser Tag dient der Einstimmung des Körpers auf die Fastenkur. Wichtigste Vorbereitung ist die Reinigung des Darms mit Sauerkrautsaft, am besten ergänzt durch einen Einlauf. Am Entlastungstag wird nur Obst, Rohkost und etwas Gemüsebrühe gegessen.

### Die Fastentage
Die Fastendauer ist individuell unterschiedlich. Üblich sind sechs bis zehn Tage. In dieser Zeit wird keine feste Nahrung aufgenommen; auf Kaffee, schwarzen Tee, Alkohol und Zigaretten wird vollkommen verzichtet. Kommt es mithilfe des Sauerkrautsaftes nicht zu einer ausreichenden Darmentleerung (Darmreinigung), trinkt man zusätzlich jeden zweiten Tag morgens auf nüchternen Magen ein Glas lauwarmes Wasser mit einem Teelöffel Bittersalz (Magnesiumsulfat); Wirkzeit etwa eine Stunde. Zur Geschmacksverbesserung kann man etwas Fruchtsaft hinzufügen.

*Nutzen Sie die Fastentage, um sich geistige Freiräume zu schaffen! Genießen Sie entspannt die Tage der Stille.*

### Das Fastenbrechen
Der Körper hat sich während des Saftfastens umgestellt. Die erste Nahrungsaufnahme, das so genannte Fastenbrechen, muss daher vorsichtig und langsam erfolgen, um den Organismus nicht zu überfordern bzw. die Verdauungssäfte wieder zu aktivieren. Es wird mit einer kleinen Portion begonnen, die sorgfältig gekaut wird, z. B. einem gedünsteten Apfel.

### SAFTKURPLAN

Jede Fastenkur besteht in der Regel aus den folgenden vier Abschnitten:

1. Abschnitt:
ein vorbereitender Entlastungstag

2. Abschnitt:
sechs bis zehn Fastentage

3. Abschnitt:
das Fastenbrechen

4. Abschnitt:
anschließende Aufbautage

*Die Aufbautage kann man dazu nutzen, allgemein auf eine gesündere Ernährung umzustellen.*

## Die Aufbautage

Diese Tage dienen dem allmählichen Übergang zu einer normalen Ernährung. Während der Aufbautage ist eine leicht verdauliche, vegetarische Kost zu empfehlen. Die Aufbautage sollten etwa ein Viertel der Fastenzeit ausmachen; in der Regel sind es zwei Tage.

## Die Zehn-Tage-Saftkur

### Der Entlastungstag

Vier Gläser Sauerkrautsaft, vier Portionen Rohkost, z. B. Salat oder Äpfel, und zwei Tassen Gemüsebrühe über den Tag verteilt zu sich nehmen.

### Sechs Fastentage

Während des Saftfastens jeden Tag etwa einen Liter Saft trinken bzw. langsam in kleinen Schlucken oder mit einem Löffel zu sich nehmen und einige Male im Mund »kauen«. Wählen Sie jeden Tag einen anderen Saft aus, damit keine Langeweile aufkommt. Der Saft wird auf fünf Mahlzeiten mit jeweils 200 Milliliter verteilt; hinzu kommt jeden Morgen zur Anregung der Verdauung ein Glas Sauerkrautsaft. Dazwischen reichlich Wasser und Kräutertees trinken.

Die Auswahl der Säfte für Ihre Fastentage richtet sich nach Ihren Bedürfnissen, Ihrem persönlichen Gusto und danach, ob bestimmte gesundheitliche Probleme berücksichtigt werden müssen. Gut geeignet für das Saftfasten sind folgende Säfte:

* Rote-Bete-Apfel-Saft: steigert die Abwehr und entschlackt
* Sauerkrautsaft: regt die Verdauung an und reinigt den Darm
* Karottensaft: reich an Provitamin A, für Augen und Haut
* Rettichsaft: stärkt Leber und Galle, hilft bei der Entgiftung
* Kartoffelsaft: enthält hochwertiges Eiweiß und Mineralstoffe
* Gemüse-Mix-Saft: je nach Saison, z. B. Sellerie, Paprika, Karotten, Tomaten, Gurke usw.; liefert alle notwendigen Mineralstoffe und Vitamine.

*Bei Kreislaufproblemen trinken Sie morgens zwei Tassen Rosmarintee ohne Zucker. Das bringt den Kreislauf in Schwung!*

## Ein Tag Fastenbrechen

Die erste feste Mahlzeit sollte ganz bewusst, in Ruhe und langsam gekaut werden, um den Darm wieder an seine Arbeit zu gewöhnen. Auch die Verdauungsorgane müssen erst wieder aktiviert werden. So sieht der Speiseplan aus: morgens ein leicht gedünsteter Apfel, mittags eine warme Gemüsebrühe und abends eine Scheibe Knäckebrot mit Butter.

## Zwei Aufbautage

Erfahrungsgemäß sind blähende Speisen und scharfe Gewürze während dieser Tage nicht zu empfehlen. Eine leichte vegetarische Ernährung mit Getreide, Milchprodukten (Joghurt, Buttermilch), milchsaurem Gemüse und Obst ist dagegen gut verträglich und als dauerhafte Kostform geeignet. Gerade beim Saftfasten benötigt der menschliche Organismus viel Flüssigkeit. Diplom Oecotrophologin Andrea Gieland von der Firma *Voelkel Frucht- und Gemüsesäfte* rät: Trinken Sie während des Saftfastens neben den vitamin- und mineralstoffreichen Gemüsesäften in begrenzter Form mindestens zwei Liter kalorienarme Flüssigkeit in Form von Mineralwasser oder ungesüßten Früchte- und Kräutertees. Eine umfangreiche Flüssigkeitszufuhr begünstigt die Ausscheidung von Giftstoffen.

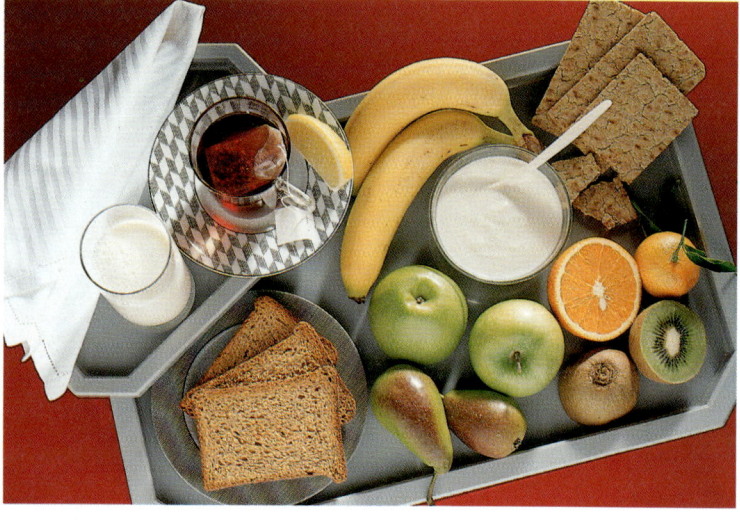

**Während der Auf-
bautage kommen
wieder leichte
Getreide- und
Milchprodukte auf
den Speiseplan.**

*Während der Auf-
bautage verteilt
man die Nahrungs-
aufnahme auf mehr
Mahlzeiten als
gewöhnlich.*

### So könnten Ihre Aufbautage aussehen

### Erster Aufbautag

* ❋ Erstes Frühstück: 150 ml Saft mit 2 EL Weizenkleie
* ❋ Zweites Frühstück: 150 ml Saft mit etwas Honig
* ❋ Mittagessen: 50 g Blattsalate (z. B. Feldsalat) mit Getreide-
  flocken, 100 g gedünstete Karotten, 30 g Reis (roh gewogen),
  1 Glas Dickmilch
* ❋ Abendessen: 100 ml Apfelsaft, 50 g Kräuterquark, 1 Knäckebrot, dünn mit Butter bestrichen.

### Zweiter Aufbautag

* ❋ Erstes Frühstück: 1 Glas lauwarmes Wasser mit 1 TL Bittersalz zur Darmreinigung, 1 Scheibe Knäckebrot, dünn mit
  Butter bestrichen, $1/2$ Becher Magerjoghurt mit 2 EL Weizenkleie und frischem Obst
* ❋ Zweites Frühstück: 150 ml Saft mit etwas Honig, 1 Glas Buttermilch
* ❋ Mittagessen: 3 Pellkartoffeln, 150 g Spinat, 100 g Karotten-
  rohkost mit Zitrone

* Nachmittags: 1 geriebener Apfel
* Abendessen: 2 Scheiben Knäckebrot, dünn mit Butter bestrichen, 2 Tomaten, 50 g Kräuterquark, 1 Teller Gemüsebrühe.

Nach diesen zwei Aufbautagen ist die Saftfastenkur beendet. Berücksichtigen Sie jedoch weiterhin die positiven Erfahrungen aus der Fastenzeit: langsam und bewusst essen, jeden Bissen gründlich kauen, mehrere kleine anstatt drei große Mahlzeiten über den Tag verteilt einnehmen; vermehrt Obst- und Gemüsesäfte trinken.

## Kurzfastenkuren

Die ein- bis zweitägigen Fastenkuren, die regelmäßig wiederholt werden sollten, können nach folgendem Kurplan aufgebaut werden. Pro Tag werden etwa 750 Milliliter Saft getrunken, zusammengesetzt aus Obst-, Gemüse- und Wildgemüsesäften.

### Kurplan für das Wochenende

* Erstes Frühstück: 2 Tassen Rosmarintee, 1 Glas Gemüsesaft, $^1/_2$ Glas Sauerkrautsaft
* Zweites Frühstück: 100 ml Gemüsesaft, 2 EL Wildgemüsesaft
* Mittagessen: 1 Glas Gemüsesaft, $^1/_2$ Glas Obstsaft
* Nachmittags: 2 EL Wildgemüsesaft
* Abendessen: 1 Glas Gemüsesaft, $^1/_2$ Glas Obstsaft, 2 EL Wildgemüsesaft
* Vor dem Schlafen gehen: 2 Tassen Baldriantee.

*Probieren Sie vor Beginn der Kur aus, welcher Obst-, Gemüse- und Wildgemüsesaft Ihnen auch wirklich schmeckt. So kann auch Fasten zu einem kulinarischen Genuss werden.*

Die Säfte können beliebig verteilt werden. Wichtig ist dabei lediglich, dass Sie folgende Regel einhalten: Es sind täglich 400 Milliliter Gemüsesaft, 200 Milliliter Obstsaft und 150 Milliliter Wildkräutersaft einzunehmen. Zusätzlich sollten pro Tag ca. zwei bis zweieinhalb Liter kalorienarme Flüssigkeit wie Mineralwasser und Tee getrunken werden.

# Heilsäfte für alle Beschwerden

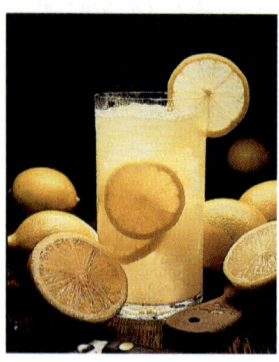

Säfte aus Obst können bei vielen Erkrankungen unterstützend eingesetzt werden.

Mit Säften können Sie nicht nur Ihr allgemeines Wohlbefinden steigern, Ihr Immunsystem aufpäppeln und sich vor chronischen Krankheiten schützen. Viele Beschwerden können auch mit der gezielten Einnahme bestimmter Säfte direkt therapiert werden, denn Säfte sind nichts anderes als wohlschmeckende Naturmedizin. In diesem Kapitel finden Sie von A-Z geordnet die Heilanwendungen zu einer Vielzahl gesundheitlicher Störungen. Bitte beachten Sie aber: Ernste Krankheiten gehören in die Hand eines Arztes. Säfte können hier aber den Heilungsprozess unterstützen und die schädlichen Nebenwirkungen mancher Medikamente lindern.

## Abszess

Ein Abszess ist eine mit Eiter gefüllte Kapsel, die durch Bakterien hervorgerufen wird. Die ärztliche Behandlung besteht in der Öffnung des Abszesses, um die Entleerung zu ermöglichen bzw. zu erleichtern.

* Begleitend kann der Heilprozess durch dreimal täglich einen Esslöffel Zwiebelsaft und zusätzlich Karotten-, Trauben- oder Gurkensaft unterstützt werden.
* Da wiederkehrende Abszesse auf eine Abwehrschwäche hinweisen, ist eine Behandlung mit immunstärkenden und antibakteriell wirksamen Obst- und Gemüsesäften ratsam, insbesondere Saftkuren mit reichlich Vitamin C.
☞ **Heildrink:** Fitmacher, Seite 70.

# Akne

Warum es vor allem bei Jugendlichen zu einer Überproduktion von Talg kommt, ist bislang nicht vollständig geklärt. Sicher ist jedoch, dass hormonelle Einflüsse bei Akne eine wichtige Rolle spielen. Mit stoffwechselwirksamen Säften können die Hautbeschwerden gelindert und der Körper von innen gereinigt werden:

* Nehmen Sie dreimal pro Tag einen Esslöffel Kartoffel- oder Aprikosensaft zu sich; zur Unterstützung der Leberfunktion schlucken Sie dreimal täglich zwei Esslöffel Artischockensaft.

* Bei allen Hautleiden gilt grundsätzlich: Trinken Sie möglichst viel Karottensaft, um reichlich Vitamin A aufzunehmen. Wichtig ist auch die ausreichende Zufuhr der Spurenelemente Silizium und Zink, die einen positiven Einfluss auf die Haut ausüben.

*Bei Akne ist eine sorgfältige Körperreinigung unerlässlich. Lassen Sie dabei aber nur reines Wasser an Ihre Haut.*

**Der Saft der Artischocke unterstützt die Leberfunktion und kann deshalb bei Akne zusätzlich angewendet werden.**

* Wer unter Akne leidet, sollte außerdem jedes Jahr im Frühjahr und im Herbst eine Blutreinigungskur mit frischen Säften aus Löwenzahn und Brennnessel durchführen.
* Zur äußerlichen Behandlung von Akne tränken Sie eine Kompresse mit Petersiliensaft und legen sie vorsichtig über das Gesicht. Erneuern Sie die Kompresse dreimal; das beruhigt die angegriffene Haut.

☞ **Heildrinks:** Blutreinigungssaft, Seite 64, und Hautcocktail, Seite 66.

*Angstzustände werden auch erfolgreich mit Bach-Blüten und Homöopathie behandelt.*

## Angstzustände

Angstzustände ohne organische Ursache sind in unserer hektischen Zeit weit verbreitet. Sie können sich in körperlichen Beschwerden wie Herzklopfen, Atemnot, Übelkeit, starkem Schwitzen oder Schwindelgefühlen äußern. Für die Betroffenen treten sie oftmals wie aus heiterem Himmel auf. Verschwinden die Beschwerden nicht innerhalb kurzer Zeit, ist eine ärztliche Behandlung unbedingt anzuraten. Neben Entspannungsübungen können Heilpflanzensäfte die ärztliche Therapie unterstützen:

* Je zwei Esslöffel Baldriansaft und Johanniskrautsaft mit etwas Wasser vermischt zum Frühstück trinken; diese Mischung wirkt nervenstärkend und beruhigend; abends zwei Esslöffel Melissensaft in etwas Wasser einnehmen.
* Gegen Übersäuerung: basische Säfte und Getreidesäfte
* Traubensaft, Karotten-Apfel-Saft, Sellerie, beruhigende Säfte.

☞ **Heildrink:** Schlafcocktail, Seite 62.

## Arteriosklerose

»Der Mensch ist so alt wie seine Blutgefäße.« Dieser Satz bringt die Sache auf den Punkt. Arterienverkalkung führt zu verengten Blutgefäßen und nachlassender Durchblutung. Die Ausschaltung von Risikofaktoren – Rauchen, Übergewicht, Blut-

## APFELESSIG REINIGT DIE GEFÄSSE

Bei der Zubereitung der Speisen sollten Sie zusätzlich viel naturreinen Apfelessig verwenden. Apfelessig spült die Gefäße gründlich durch und beugt dadurch gefäßverengenden Ablagerungen vor.

hochdruck und Stress – sowie eine gesunde Ernährung mit Heilsäften kann einer Arterienverkalkung vorbeugen und den Alterungsprozess verlangsamen:

* Dreimal pro Tag einen Esslöffel Knoblauchsaft in Gemüsebrühe oder dem Essen beigemischt einnehmen. Wer sich an dem Geruch stört, nimmt statt dessen dreimal täglich einen Esslöffel Bärlauchsaft zu sich.
* Dreimal täglich einen Esslöffel Zwiebelsaft in Wasser oder Gemüsebrühe einnehmen.
* Ein Glas Apfelsaft pro Tag reinigt die Blutgefäße.
* Dreimal täglich einen Esslöffel Bärlauchsaft.

*Gerade bei Zivilisationskrankheiten wie der Arteriosklerose ist es wichtig, dass man über seinen Lebensstil nachdenkt und eventuell Korrekturen vornimmt.*

## Atemwegserkrankungen

Atemwegserkrankungen sind besonders in der Winterzeit weit verbreitet. Obst- und Gemüsesäfte eignen sich hier sowohl zur Vorbeugung als auch zur Linderung der Beschwerden.

* Alle Säfte aus »weißen« Gemüsearten wie Meerrettich, Rettich, Zwiebeln und Knoblauch stärken Lunge und Atemwege.
* Johannisbeersaft lindert Husten; bei Heiserkeit mit dem Saft gurgeln.

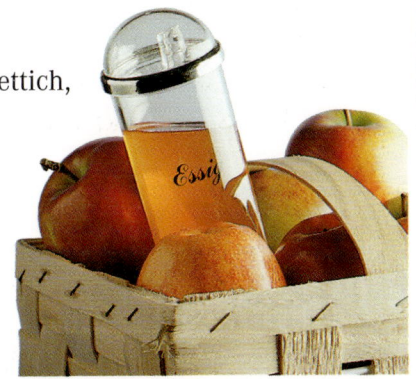

**Apfelessig ist ein uraltes Hausmittel gegen Atemwegserkrankungen.**

*Säfte aus »weißen« Gemüsearten wie Meerrettich, Rettich, Zwiebeln und Knoblauch stärken Lungen und Atemwege.*

* Rettichsaft mit Honig – ein altes Hausrezept: 500 Gramm (Winter-)Rettich in Scheiben schneiden, mit Honig ansetzen und fünf Stunden ziehen lassen. Der ausgetretene Saft entspricht etwa einer Tagesdosis. Er ist besonders gut geeignet für Kinder, die unter einer Verschleimung der Atemwege leiden, denn der scharfe Rettichgeschmack wird durch den Honig angenehm abgemildert.

☞ **Heildrink:** Für chronische Atemwegserkrankungen: Biene Maya, Seite 61.

*Immer mehr Menschen klagen über ermüdete Augen infolge von Bildschirmarbeit. Sie können dem vorbeugen, indem Sie Ihrem Körper vermehrt Vitamin A zuführen.*

## INFO: ARBEITEN AM COMPUTER

Wer viel am Bildschirm arbeitet, beansprucht seine Augen stark und hat einen erhöhten Vitamin-A-Bedarf. Durchschnittlich 10.000-mal reagieren die Augen an einem Computerarbeitstag auf Lichtreize. Bei jedem Lichtreiz wird Vitamin A zur Herstellung des Sehpurpurs im Auge benötigt.

Karotten enthalten reichlich fettlösliches Carotin. Es wird vom Körper am besten aufgenommen, wenn man dem Karottensaft immer etwas Fett, vorzugsweise Sahne oder Pflanzenöl, zufügt. Bildschirmarbeit verursacht eine Carotin-Unterversorgung, was zur Austrocknung und Verhärtung der Hornhautzellen der Augen führen kann. Erste Anzeichen sind trockene Augen, fehlende Tränenflüssigkeit und die erhöhte Neigung zu Bindehautentzündungen.

Vitamin A (Retinol) kommt nur in tierischen Lebensmitteln vor. In Pflanzen befinden sich Vorstufen des Vitamins, die so genannten Carotinoide, aus denen der Körper Vitamin A selbst herstellen kann. Besonders wichtig ist das Beta-Carotin, das reichlich in Karotten, Tomaten, Paprika und Spinat vorkommt. Auch frische Kräuter wie Dill, Sauerampfer und Zitronenmelisse sind sehr gehaltvoll.

## Augen, überanstrengte

Die Arbeit am Computer führt zu überanstrengten Augen. Der dadurch erhöhte Bedarf an Vitamin A und Beta-Carotin kann durch Karottensaft abgedeckt werden: Trinken Sie täglich ein Glas davon.

**Tipp** Bei Bildschirmarbeit mehrmals täglich 15-mal pro Minute zwinkern.

☞ **Heildrink:** Managerdrink, Seite 64.

## Bauchspeicheldrüse

Die Bauchspeicheldrüse ist ein wichtiges Organ, das einerseits Insulin für die Regulierung des Blutzuckers produziert und andererseits wichtige Enzyme für die Verdauung bereitstellt.

*Diabetes lässt sich gut mit Lapacho-Tee behandeln. Trinken Sie täglich etwa einen Liter des ungesüßten Tees.*

※ Sauerkrautsaft aktiviert aufgrund der Milchsäure die Bauchspeicheldrüse und ist wegen des geringen Kaloriengehalts auch für Diabetiker sehr gut geeignet. Auch enzymreiche Säfte mit Ananas stärken die Bauchspeicheldrüse.

※ Erst vor kurzer Zeit wurde die positive Wirkung von Zink auf die Bauchspeicheldrüse festgestellt. In Säften aus Bananen, Orangen, Zwiebeln und Weizenkeimen ist das wichtige Spurenelement reichlich vorhanden.

※ Aus der chinesischen Medizin ist bekannt, dass gelbe Gemüsearten wie Kartoffeln, Fenchel und Sellerie die Organe Magen, Milz und Bauchspeicheldrüse stärken. Empfehlenswert sind jährliche Kuren im Frühjahr und im Herbst mit frischem Brennnessel- und Löwenzahnsaft.

☞ **Heildrink:** Fitnessdrink, Seite 63.

## Blähungen

Blähungen entstehen häufig aufgrund eines Mangels an Enzymen, Gallensaft oder anderen Verdauungssäften. Durch Obst- und Gemüsesäfte lassen sich diese Verdauungsenzyme anregen. Chronische Blähungen können aber auch durch Fäulnis-

und Gärungsprozesse verursacht werden. Es kommt dadurch zu einer regelrechten Selbstvergiftung, da die bei diesen Prozessen anfallenden Stoffe vom Darm in den Körper gelangen. In diesem Fall ist eine Darmsanierung, z. B. mit Sauerkraut- oder Kamillensaft, erforderlich.

*Chronische Blähungen können ein Hinweis auf eine träge Darmtätigkeit sein. Eine Entschlackungskur kann hier wirksame Hilfe leisten.*

### Worauf Sie achten sollten

Wer an Blähungen leidet, sollte generell auf Zucker verzichten sowie Rohkost und Säfte nicht mehr nach dem Mittagessen zu sich nehmen. Kräuter wie Dill oder Anis machen die Kost allgemein leichter verdaulich. Obst- und Gemüsesäfte können am Anfang Blähungen hervorrufen, da sie für den Körper zunächst ungewohnt sind. In diesem Fall empfiehlt es sich, die Tagesdosis herabzusetzen und nach einiger Zeit langsam wieder zu steigern.

✳ Dreimal täglich einen Esslöffel Fenchelsaft einnehmen; zusätzlich morgens drei Esslöffel Kartoffelsaft und zwei Esslöffel Schwarzrettichsaft mit einem Glas frisch gepressten Apfelsaft trinken.

✳ Bei Störungen der Darmflora dreimal täglich einen Esslöffel Kamillensaft oder -tee mit Milchzucker einnehmen; dies hilft, die Darmflora zu regenerieren.

☞ **Heildrink:** Entschlackungssaft, Seite 61.

## Blasenbeschwerden

Frauen leiden häufiger unter Blasenbeschwerden, da ihre Harnröhre im Gegensatz zum Mann nur wenige Zentimeter lang ist und Krankheitskeime daher leichter eindringen können. Anzeichen einer Blasenentzündung sind Brennen, starker Harndrang, Schmerzen beim Wasserlassen, eventuell Blut im Urin und Fieber. Wirksam sind besonders Säfte mit harntreibenden und antibiotischen Eigenschaften sowie mit Inhaltsstoffen, die die körpereigene Abwehr verbessern:

✳ Dreimal täglich einen Esslöffel Birkensaft mit reichlich Wasser verdünnt trinken; dies reinigt und kräftigt die Blase; zusätzlich dreimal pro Tag einen Esslöffel Brennnesselsaft zur Nachbehandlung eines Blaseninfekts über drei Wochen hinweg einnehmen.

✳ In der beschwerdefreien Zeit viel Johannisbeer- oder Preiselbeersaft trinken; dies stärkt die Abwehrkräfte.

✳ Wichtig ist auch, dass Sie ausreichend trinken: Wer zu Blasenentzündungen neigt, sollte vorbeugend stets ausreichend, mindestens jedoch zwei bis zweieinhalb Liter Flüssigkeit pro Tag zu sich nehmen; am besten sind frische Säfte, stille Wässer und Kräutertee geeignet. Sorgen Sie immer für warme Füße, da eine reflektorische Verbindung zwischen Unterleib und Füßen besteht.

☞ **Heildrink:** Hafervitaldrink, Seite 70.

## Blutdruck, hoher

Die meisten Patienten mit Bluthochdruck (Hypertonie) sind in der Regel über lange Zeit beschwerdefrei. Die Blutdruckerhöhung wird meist eher zufällig bei einer Routineuntersuchung festgestellt. Die häufigsten Anzeichen und Beschwerden sind Kopfdruck oder Kopfschmerzen, Ohrensausen, Herzklopfen, Schwindel, Leistungsschwäche und Schlafstörungen. Bluthochdruck sollte unbedingt vom Arzt behandelt werden. Zuätzliche Eigenmaßnahmen wie schonende Reduzierung des Übergewichts, salzarme Ernährung, Alkohol- und Nikotinverzicht sowie regelmäßige Bewegung helfen, den Blutdruckwert wieder in den Normalbereich zu bringen. Heilsäfte können diese Entwicklung wirkungsvoll unterstützen:

*Bei hohem Blutdruck ist besonders eine der beschriebenen Fastenkuren zu empfehlen.*

✳ Sauerkrautsaft enthält reichlich Cholin, das blutdrucksenkend und nervenberuhigend wirkt. Bei Bluthochdruck empfiehlt es sich, täglich ein kleines Glas zu trinken.

✳ Dreimal täglich einen Esslöffel Zwiebelsaft einnehmen.

✳ Dreimal pro Tag einen Esslöffel Knoblauchsaft mit Gemüsebrühe oder mit anderen Gemüsesäften vermischt einnehmen.

☞ **Heildrink:** Managerdrink, Seite 64.

## Blutdruck, niedriger

*Der Kreislauf wird besonders wirksam durch Rosmarinwein (Rezept Seite 59) angefeuert.*

Die Ursache für niedrigen Blutdruck ist weitgehend unbekannt. Bisher ging man gemeinhin von einer familiären Veranlagung aus. Betroffen sind in erster Linie junge Frauen. Bei niedrigem Blutdruck (Hypotonie) liegen die Messwerte unter 105/60 mm Hg. Oftmals verursacht ein niedriger Blutdruck keinerlei Beschwerden. Gelegentlich können jedoch Störungen wie Abgeschlagenheit, (morgendliche) Müdigkeit, Leistungs- und Konzentrationsschwäche oder Schwindel auftreten. Diese Beschwerden sind zwar lästig, aus medizinischer Sicht aber ungefährlich. Durch eine systematische Stimulation des Kreislaufs, lassen die Beschwerden rasch nach. Besonders anregend sind Rosmarin, Weißdorn, Schafgarbe und Wermut.

✳ Zur Stabilisierung des Blutdrucks nehmen Sie täglich dreimal einen Esslöffel Rosmarinsaft (aus der Apotheke) zu sich; zusätzlich sollten Sie ebenfalls dreimal pro Tag einen Esslöffel Weißdornsaft einnehmen. Lassen Sie dabei regelmäßig Ihren Blutdruck kontrollieren. Bei Bedarf können Sie diese »Kur« risikofrei mehrmals wiederholen.

☞ **Heildrinks:** Muntermacher und Krafttrunk, Seite 61, Sommerprise, Seite 66, sowie der Kreislauftonik, Seite 91.

### EIN KALTES BAD MACHT MUNTER

Füllen Sie das Waschbecken mit kaltem Wasser (ca. 15 °C). Tauchen Sie Ihre Arme bis zur Mitte des Oberarms für 10 bis 30 Sekunden in das kalte Wasser ein. Nicht abtrocknen!

**EXTRA-TIPP FÜR KINDER**

Frisch geriebenen Meerrettich mit der doppelten Menge Bienenhonig vermengen und mehrere Stunden ziehen lassen. Von dem entstandenen Saft Kindern dreimal täglich einen Esslöffel verabreichen.

### Kreislauftonic

*Zutaten:* 2 Karotten, 2 EL Sahne, Rosmarin, wenig Salz, Eiswürfel

*Zubereitung:* Karottensaft mit den übrigen Zutaten gut vermischen, abschmecken˙

**Tipp** Bei niedrigem Blutdruck am besten morgens trinken. Rosmarin hat eine blutdrucksteigernde Wirkung. Zusätzlich: regelmäßige Saunabesuche, Trockenmassagen, viel Bewegung.

## Blutreinigung

Zur Blutreinigung eignen sich vorzüglich die Frühjahrs- und Herbstkuren mit Brennnessel- und Löwenzahnsaft oder Saftfastenkuren (Seite 72–81).

## Bronchitis

Eine akute oder chronische Entzündung der Bronchienschleimhaut wird ausgelöst durch Bakterien und Viren, aber auch durch Luftverschmutzung, Rauchen und Allergien. Linderung verschaffen folgende Anwendungen:

* Dreimal täglich einen Esslöffel Rettichsaft einnehmen. Am besten eignet sich der Saft von schwarzem Winterrettich.
* Dreimal pro Tag einen Esslöffel Spitzwegerichsaft verdünnt einnehmen, Kinder maximal einen bis zwei Teelöffel; für Säuglinge ist Spitzwegerichsaft nicht geeignet.
* Dreimal täglich einen Esslöffel Zwiebelsaft einnehmen.
* **Heildrink:** Sanddorn-Energiespender, Seite 70.

*Bei Bronchitis können Sie zusätzlich Inhalationen und Umschläge mit Teebaumöl anwenden.*

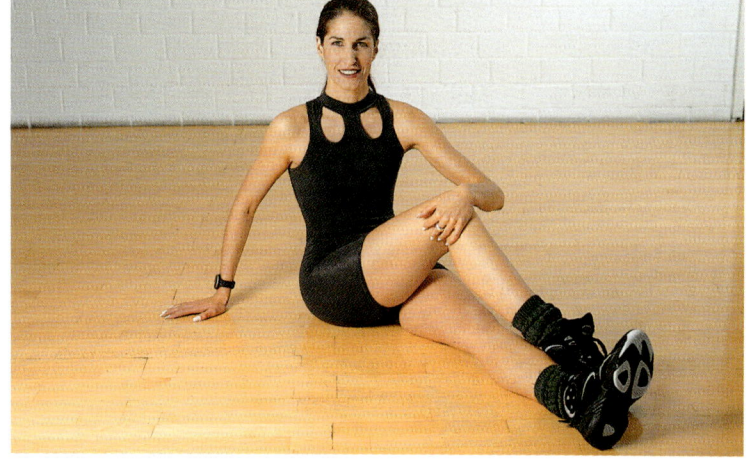

**Mit gezielter Gymnastik lässt sich das Bindegewebe straffen.**

*Lassen Sie sich nicht von der allgemeinen Cellulite-Hysterie anstecken. Die daraus entstehenden Minderwertigkeitskomplexe sind oft weitaus gravierender als eine kleine Bindegewebsschwäche.*

## Cellulite

Cellulite ist harmlos, wird aber von den Betroffenen, vor allem von Frauen, als störend empfunden. Säfte mit viel Silizium, z. B. Kartoffel-, Kirsch- oder Aprikosensaft, stärken das Bindegewebe. Artischockensaft zur Anregung der Leberfunktion sowie Petersilien- und Brennnesselsaft zur Entschlackung unterstützen diesen Prozess. Tägliche Gymnastik und Abbürstungen fördern die Durchblutung der Problemzonen.

☞ **Heildrink:** Sportdrink, Seite 62.

## Cholesterin, erhöhtes

Ein erhöhter Cholesterinspiegel gilt als eine der Ursachen für Arterienverkalkung, Bluthochdruck und Herzerkrankungen. Die Normalwerte von Cholesterin sind noch umstritten und nicht einheitlich definiert; fest steht jedoch: Der Idealwert liegt unter 200 mg/dl. Durch eine Ernährungsumstellung lassen sich erhöhte Werte oft wieder in den Normalbereich korrigieren.

✳ Artischocken-, Knoblauch- und Zwiebelsaft senken den Cholesterinspiegel; im monatlichen Wechsel dreimal täglich einen Esslöffel einnehmen.

✳ Regelmäßige Saftfastenkuren durchführen und einmal pro Woche einen Safttag einlegen.

✳ Hochwertige, kaltgepresste Pflanzenöle verwenden, z. B. Olivenöl.

✳ Ballaststoffe, z. B. Haferkleie, fördern die Ausscheidung von Cholesterin.

✳ Zucker- und Weißmehlkonsum einschränken.

☞ **Heildrink:** Stoffwechseldrink, Seite 67.

## Darmstörungen und Darmreinigung

Häufig kommt es durch ungünstige Ernährungsgewohnheiten (Zucker und Weißmehl) oder Antibiotika zu einer Schädigung der natürlichen Darmbakterien. Aus Sicht der Naturheilkunde ist dies der Ursprung für zahlreiche Beschwerden, wie beispielsweise die verminderte Aufnahme von Vitaminen und Mineralien, Hauterkrankungen oder die Schwächung des Abwehrsystems. Eine Saftfastenkur mit anschließender Darmsanierung bringt die Bakterienflora wieder ins Gleichgewicht.

*Der Darm wird in der Naturheilkunde als das zentrale Organ für die wichtigsten Stoffwechselvorgänge angesehen. Eine Störung wirkt sich demnach auf alle anderen Organe aus.*

### Heilsaft zur Sanierung der Darmflora

*Zutaten:* 2 EL Kamillensaft, 1 EL Milchzucker
*Zubereitung:* Den Kamillensaft mit dem Milchzucker verrühren, am Morgen und am Abend kurmäßig über mehrere Wochen einnehmen.

✳ Kamillensaft ist der am besten geeignete Saft, um eine angegriffene Darmflora wieder zu sanieren. Milchzucker enthält viele wichtige Stoffe, unter anderem die B-Vitamine. Steht kein Kamillensaft zur Verfügung, können Sie ersatzweise auch Kamillentee verwenden.

✳ In der traditionellen Volksmedizin verwendet man seit Jahrhunderten Sauerkrautsaft zur Reinigung des Darms. Pfarrer Sebastian Kneipp verordnete ihn seinen Patienten schon vor hundert Jahren und beschrieb seine Erfahrungen folgendermaßen: »Sauerkraut ist ein richtiger Besen für Magen und Darm. Es beseitigt störende Säfte und Gase, stärkt die Nerven und fördert die Blutbildung.«

### Durchfall

*Ein bewährtes Hausmittel gegen Durchfall ist geriebener Apfel, mehrmals täglich frisch zubereitet.*

Bei Durchfall aufgrund verdorbener Nahrungsmittel oder üppiger Mahlzeiten sollte man am besten »den Dingen ihren Lauf« lassen. Meist handelt es sich dann um einen natürlichen Reinigungsprozess des Körpers. Wenn Durchfall jedoch mit hohem Fieber auftritt, länger als drei Tage anhält oder wiederholt auftritt, sollte unbedingt ein Arzt eingeschaltet werden. Kurzfristiges Teefasten mit Zwieback für ein bis zwei Tage ist zur Entlastung des Darms sinnvoll. Mögliche Verluste an Mineralien können durch Gemüsebrühe und Säfte ausgeglichen werden; die Einnahme von Preiselbeersaft – dreimal täglich ein Glas – lindert die Beschwerden in der Regel sofort. Zudem ist eine »Nachbetreuung« des Darms durchaus sinnvoll:

* Dreimal pro Tag einen Esslöffel Knoblauchsaft einnehmen; er wirkt antibiotisch gegen viele Krankheitserreger im Darm.
* Täglich ein kleines Glas Karottensaft trinken; dieser trägt durch seinen Gehalt an Vitamin A zur Abheilung der Schleimhautentzündung bei.

☞ **Heildrink:** Hafervitaldrink, Seite 70.

## Eisenmangel

Ursachen für Eisenmangel sind einseitige Diäten, vegetarische Ernährung und bei Frauen die Menstruation. Der daraus entstehende Sauerstoffmangel und die Blutarmut (Anämie) führen zu Blässe, Müdigkeit, Konzentrations- und Leistungsschwäche. Mit Obst- und Gemüsesäften lassen sich die Eisenvorräte wieder auffüllen. Ernährungstipps zur Vorbeugung von Eisenmangel:

* Täglich ein halbes Glas Spinatsaft trinken; zusätzlich eine Löwenzahn- und Brennnesselkur durchführen.

* Viel Rote-Bete-Apfel-Saft trinken.
* Eisenreich sind Fleisch, grüne Gemüse, Petersilie, Nüsse, Kräuter.
* Vitamin C, z. B. in Zitrusfrüchten, fördert die Aufnahme von Eisen.
* Milch, Kaffee und Tee hemmen die Aufnahme von Eisen.
☞ **Heildrink:** Blutbildungssaft, Seite 63.

## Ekzeme

Ähnlich wie bei der Akne unterstützt eine Saftkur die Regeneration der Haut:
* Dreimal täglich einen Esslöffel Brennnesselsaft verdünnt mit Buttermilch einnehmen.
* Täglich ein kleines Glas Karottensaft trinken.
☞ **Heildrink:** Blutreinigungssaft, Seite 64.

## Erkältung (grippaler Infekt)

Eine Saftkur, bereits bei den ersten Anzeichen einer Erkältung durchgeführt, kann deren Verlauf verkürzen und ihre Intensität deutlich mildern:
* Dreimal täglich ein halbes Glas Holundersaft pur oder mit Wasser verdünnt trinken. Der erwärmte Saft wirkt schweißtreibend.
* Ingwersaft reinigt die Nasennebenhöhlen.
☞ **Heildrink:** Vitamincocktail, Seite 62.

*Damit es gar nicht erst zu einer Erkältung kommt, zur Vorbeugung regelmäßig den Anti-Infekt-Drink (Rezept Seite 64) trinken.*

### INHALATIONEN MIT ZWIEBELSAFT

Zwiebelsaft eignet sich ausgezeichnet für Inhalationen: Eine Zwiebel fein hacken und leicht quetschen, bis der Saft austritt. Anschließend geben Sie die Zwiebel in heißes Wasser und atmen den Dampf tief ein. Dies befreit die Atemwege.

## TIPPS ZUR FIEBERBEHANDLUNG

**Säfte** Saftfasten mit Säften, die desinfizierend und antibakteriell wirken und einen hohen Vitamin-C- und Vitamin-A-Gehalt haben (z. B. Zitronen, Sanddorn).

**Ausreichend trinken** Da Fieber mit Schwitzen und damit erhöhtem Wasserverlust einhergeht, sollte so viel wie möglich getrunken werden, mindestens zwei bis zweieinhalb Liter pro Tag.

**Ruhe** Körperliche Anstrengung vermeiden, Bettruhe halten. Gibt man dem Körper genügend Ruhe, geht das Immunsystem gestärkt aus der Situation hervor.

### Anti-Grippe-Mix

*Zutaten:* 2 Orangen, 1 Zitrone, 2 EL Heidelbeersaft, 1 EL Sanddornsaft

*Zubereitung:* Die Säfte frisch pressen und vermischen.

**Tipp** Bei Erkältung täglich ein Glas trinken.

### Fieber

*Lassen Sie sich bei einer Erkältung nicht von der Werbung dazu verleiten, chemische Präparate einzunehmen. Gönnen Sie Ihrem Körper lieber die Ruhe, die er mit diesen Symptomen einfordert.*

Fieber ist Indiz für eine gesunde Reaktionsfähigkeit des Körpers und sollte nicht vorschnell unterdrückt werden. Ideal in dieser Zeit ist das Saftfasten, um den Körper zu entlasten und ihn gleichzeitig mit wertvollen Mineralstoffen und Vitaminen zu kräftigen.

### Frühjahrsmüdigkeit

Diese Säfte vertreiben den letzten Rest von Frühjahrsmüdigkeit und entschlacken zugleich:

* Brennnesselsaft (siehe die Kapitel Stoffwechselkuren und Saftfastenkuren, Seite 72 bzw. 81)
* Der Fitmacher (Rezept Seite 70)
* Der Entschlackungssaft (Rezept Seite 61)

# Fußpilz

Den gefürchteten und äußerst unangenehmen Fußpilz zieht man sich meistens durch Ansteckung in öffentlichen Schwimmbädern und Saunen zu.

Bei einem geschwächten Abwehrsystem ist die Anfälligkeit für Pilzerkrankungen deutlich erhöht. Hinweise für eine Fußpilzerkrankung sind gerötete, sich schälende und juckende Hautstellen, bevorzugt zwischen den Zehen. Pilzerkrankungen sind in der Regel sehr hartnäckig und müssen daher über einen längeren Zeitraum behandelt werden, denn der Pilz kann, auch ohne dass äußere Anzeichen erkennbar sind, noch vorhanden sein.

Dem Fußpilz können Sie mit folgenden Anwendungen zu Leibe rücken:

* Tragen Sie nach dem Waschen und Trocknen der Füße zweimal täglich reines Teebaumöl auf die pilzbefallenen Stellen auf.
* Grundsätzlich gilt: In der Zeit der Behandlung auf jede Art von Zucker verzichten, denn Pilze »lieben« Zucker.
* Einreibungen mit frisch gepresstem Knoblauchsaft bzw. eine Mullbinde mit dem Saft tränken, auf die betroffene Hautpartie legen und über Nacht einwirken lassen.
* Dreimal täglich einen Esslöffel Knoblauchsaft in Gemüsebrühe gelöst einnehmen.

*Nach jeder Wasseranwendung Füße gut abtrocknen. Mit Wechselfußbädern lässt sich die Durchblutung der Füße verbessern.*

## WECHSELWARMES FUSSBAD

Je ein Gefäß mit warmem (36 bis 38 °C) und kaltem (15 bis 18 °C) Wasser füllen. Nach fünf Minuten im warmen Wasser die Füße für 10 bis 15 Sekunden in das kalte Wasser tauchen. Einmal wiederholen, dann die Anwendung mit einem kalten Fußbad beenden. Stellen Sie die Gefäße am besten in die Badewanne, das erleichtert ihre Handhabung.

* Zur Steigerung der Abwehrkräfte Säfte mit viel Vitamin C trinken.
* Blutreinigungskur mit Brennnesselsaft: dreimal täglich einen Esslöffel verdünnt mit Buttermilch kurmäßig über einen Zeitraum von vier Wochen einnehmen.

☞ **Heildrink:** Vitamincocktail, Seite 62.

## Gallenleiden
(siehe Leber-Gallen-Leiden, Seite 104)

## Gelenkbeschwerden

*Bei Gelenkschmerzen ist eine Umstellung auf basische Ernährung auf lange Sicht hin meist erfolgreich.*

Bei Gelenkbeschwerden besteht häufig ein unmittelbarer Zusammenhang zwischen einer Übersäuerung des Körpers und einer übermäßigen Ansammlung von Gift- und Schlackenstoffen. Saftkuren sind die ideale Therapie, um den Säure-Basen-Haushalt wieder ins Gleichgewicht zu bringen und um Stoffwechselendprodukte auszuschwemmen. Saftkuren sind von jeher wesentlicher Bestandteil der naturheilkundlichen Rheumatherapie:

* Regelmäßig ein Safttag pro Woche.
* Regelmäßige Stoffwechselkuren im Frühjahr und Herbst mit Birken-, Brennnessel- und Löwenzahnsaft.
* Morgens ein Glas Grapefruit-Ananassaft; die darin enthaltenen Enzyme lindern die Schmerzen.

☞ **Heildrink:** Blutreinigungssaft, Seite 64.

## Gicht

Gicht ist keine Erkrankung der Gelenke (auch wenn dort der Schmerz zuerst auftritt), sondern eine erblich bedingte Stoffwechselstörung. Die Ausscheidung von Harnsäure, einem Stoffwechselabbauprodukt, ist nachhaltig gestört. Bei hoher Harnsäurekonzentration im Blut entstehen Harnsäurekristalle, die sich in den Gelenken ablagern und dort schmerzhafte

Entzündungen hervorrufen. Beachten Sie nachstehende Ernäh-
rungs- und Verhaltenstipps bei erhöhten Harnsäurewerten:

* Heilsäfte aus Obst, Gemüse und Kartoffeln sind ideal bei
  Gicht, da ihr Harnsäuregehalt äußerst gering ist. Lediglich
  Kohlsaft ist bei Gicht nicht geeignet.
* Regelmäßige Stoffwechselkuren mit Brennnessel-, Löwen-
  zahn- und Birkensaft im Frühjahr und Herbst.
* Gurkensaft regt die Ausscheidung von Harnsäure an.
* Mindestens zwei bis zweieinhalb Liter Flüssigkeit täglich
  trinken, um alle Giftstoffe auszuschwemmen.
* Fleisch und Wurst sind nur in kleinen Mengen erlaubt
  (maximal zwei- bis dreimal pro Woche).
* Alkohol, Kaffee und üppige Mahlzeiten vermeiden, da sie
  die Ausscheidung von Harnsäure hemmen.
☞ **Heildrink:** Blutreinigungssaft, Seite 64.

*Gerade Schweine-
fleisch begünstigt
die Ansammlung
von Harnsäure.*

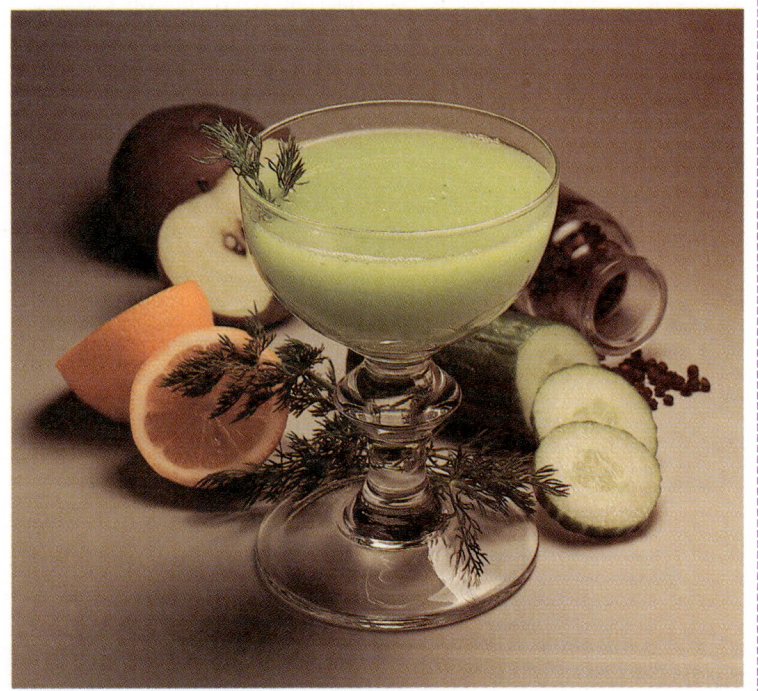

**Gurkensaft ist bei
Gicht besonders
zu empfehlen, da
er die Ausschei-
dung überschüssi-
ger Harnsäure
anregt.**

## Gürtelrose

*Die Gürtelrose wird vom berüchtigten Herpes-Zoster-Virus ausgelöst und ist äußerst schmerzhaft.*

Die Gürtelrose ist eine Hauterkrankung, die durch das gleiche Virus wie die Windpocken hervorgerufen wird. Anzeichen sind Hautrötung und Bläschenausschlag – zumeist gürtelförmig am Brustkorb auftretend – mit brennenden Schmerzen und Juckreiz. Gürtelrose ist das Resultat einer Abwehrschwäche des Körpers. Eine intensive Behandlung mit immunstärkenden und antiviral wirksamen Obst- und Gemüsesäften ist neben einer notwendigen ärztlichen Behandlung wichtig.

* Täglich ein Glas Rote-Bete-Saft trinken.
* Den Bläschenausschlag mehrmals täglich mit Johanniskrautöl betupfen.
* Kompressen mit dem Absud der Rinde des Lapacho-Baumes (als Tee erhältlich).
* **Heildrinks:** Virenblocker, Seite 65, Energiedrink Seite 68.

## Halsschmerzen

*Ein asiatisches Rezept gegen Halsschmerzen: Gurgeln Sie je einen halben Teelöffel Kurkuma und Kochsalz, in einem Viertel Liter heißem Wasser gelöst.*

Halsschmerzen lassen sich im allgemeinen weder mit natürlichen noch mit chemischen Mitteln beseitigen, wohl aber spürbar lindern.

* Ein bewährtes Hausmittel bei Halsschmerzen ist mehrmals täglich die Einnahme eines Esslöffels Zwiebelsaft, mit etwas Bienenhonig gesüßt. Dazwischen sollten Sie reichlich mit warmem Wasser verdünnten Zitronensaft trinken, dem sie ein wenig Bienenhonig beigeben.
* Bei chronischen Halsschmerzen hilft das Gurgeln mit Preiselbeersaft.
* Auch alle Säfte mit Ingwer oder Petersilie unterstützen den Heilungsprozess.
* **Heildrink:** Winterhonig-Frucht-Milch, Seite 68.

## Harnwegsentzündungen, chronische

(siehe Blasenbeschwerden, Seite 88)

## Hauterkrankungen

Die Haut ist die Visitenkarte des Körpers, sie spiegelt alle inneren Störungen wider. Neben der äußerlichen Behandlung ist daher eine Reinigung von innen mit heilenden Säften unbedingt notwendig, damit Hauterkrankungen dauerhaft abheilen.

* »Basissaft« bei Hauterkrankungen ist der Karottensaft. Ergänzt wird er z. B. durch Löwenzahn-, Birken- oder Brennnesselsaft.
* Sauerampfersaft wirkt blutreinigend und lindert Hauterkrankungen, z. B. Pickel und Ekzeme. Auch das Auflegen von frischen Blättern auf die befallenen Hautpartien ist äußerst wirksam und kann mehrmals am Tag wiederholt werden. Lassen Sie die Blätter so lange auf der betroffenen Stelle liegen, bis sie ihre Spannkraft verlieren.
* Bei unreiner Haut ist Meerrettich wegen seines Schwefelgehalts zu empfehlen.
☞ **Heildrink:** Hautcocktail, Seite 66.

*Ein besonders milder Heiler bei Hauterkrankungen ist der Saft der südamerikanischen Aloe-vera-Pflanze. Daraus lässt sich problemlos eine Creme herstellen.*

### Hautkur

*Zutaten:* je $1/2$ Glas Karotten- und Gurkensaft, 3 EL Sauerampfersaft, 3 EL Löwenzahn- oder Brennnesselsaft
*Zubereitung:* Karotten- und Gurkensaft mischen und anstelle von Zwischenmahlzeiten verabreichen. Die Kräutersäfte dreimal täglich vor den Mahlzeiten einnehmen.
**Tipp** Die Hautkur sollte über vier bis sechs Wochen, bei Neigung zu unreiner Haut mindestens zweimal jährlich, durchgeführt werden.

## Herzbeschwerden, nervöse

Nervöse Herzbeschwerden äußern sich in Herzrasen oder Herzangst, ohne dass eine organische Ursache zu finden ist. Verschiedene Säfte können das nervöse Herz beruhigen.
☞ **Heildrink:** Powercocktail (mit Weizenwasser), Seite 70.

*Ätherische Öle aus Thymian, Rosmarin oder Estragon helfen – selbst wenn sie nur als Würzmittel verwendet werden – gegen nervöse Herzbeschwerden.*

## Herztonic

*Zutaten:* 1 Glas Aprikosensaft, 3 EL Saft aus Weißdornblättern, Zitronensaft

*Zubereitung:* Aprikosen- und Weißdornsaft mischen, mit Zitronensaft abschmecken. Dieser Saft ist sehr kaliumreich, seine Wirkstoffe schützen und beruhigen das Herz.

## Herz-Kreislauf-Beschwerden

Zur Stärkung der Herzfunktion und zur Vorbeugung von Arterienverkalkung empfiehlt sich folgende Kur:

### Herz-Kreislauf-Kur

*Tägliche Kurmittel:* 1 Glas Birnensaft, 2 EL Zwiebelsaft, 1 EL Knoblauchsaft, 1 EL Weißdornsaft

*Durchführung:* Birnensaft als tägliche Zwischenmahlzeit trinken. Zwiebel-, Knoblauch- und Weißdornsaft dreimal täglich vor den Mahlzeiten einnehmen.

**Tipp** Diese Kur kann über mehrere Monate durchgeführt werden.

☞ **Heildrink:** Mineralspender, Seite 61.

## Infektanfälligkeit

Zur Vorbeugung und Stärkung des Immunsystems sind fast alle der in diesem Buch vorgestellten Obst- und Gemüsessäfte geeignet – je frischer, desto wirksamer.

*Gegen Insektenstiche hilft auch hervorragend der Grapefruitkernextrakt, von dem man einfach einige Tropfen pur in die juckenden Stellen einmassiert.*

☞ **Heildrink:** Regenerationsdrink, Seite 62,
    Anti-Infekt-Drink, Seite 64.

## Insektenstiche

Reiben Sie die Hautstelle mit Zwiebelsaft ein; dies lindert Schmerzen und Juckreiz. Wenn Sie draußen sind, zerreiben Sie Spitzwegerichblätter und träufeln Sie den Saft auf die Haut.

☞ **Heildrink:** Blutreinigungssaft, Seite 64.

## Jodmangel

Jod wird zum Aufbau der Schilddrüsenhormone benötigt. In Gebieten mit jodarmen Böden – z. B. im Gebirge – leiden viele Menschen unter Jodmangel, der sich in Form einer Schilddrüsenvergrößerung (Kropf) äußert. Ein solches Defizit kann mit Jodsalz ausgeglichen werden. Wegen seines hohen Jodgehalts ist Brunnenkressesaft – zweimal täglich ein Esslöffel – eine gute Nahrungsergänzung.

☞ **Heildrink:** Kräutercocktail, Seite 68.

## Kopfschmerzen und Migräne

Kopfschmerzen haben verschiedenste Ursachen. Eine Grundkrankheit ist in vielen Fällen nicht feststellbar. Familiäre Veranlagung, eine Fehlregulation des Nervensystems oder Wetterfühligkeit sind in der Regel für die Schmerzen verantwortlich.

*Immer wiederkehrende Kopfschmerzen und Migräneanfälle sind oft auch Folgen einer Lebensmittelallergie. Hier muss mit Hilfe einer Anschlussdiät der Verursacher aufgespürt werden.*

* Bei akuten Beschwerden hat sich Löwenzahnsaft bewährt, von dem Sie so viel wie möglich trinken sollten. Das hat schon so manchen Kopfschmerzanfall beendet.

* Fenchel-Apfel-Saft entfaltet eine ähnlich gute Wirkung. Treten die Kopfschmerzen häufiger auf, so hat sich bewährt, Leber und Galle mit Säften aus Bitterstoffen anzuregen, z. B. die Leber-Gallen-Kur (Seite 105).

* Nicht selten treten Kopfschmerzen auch im Zusammenhang mit Verstopfung auf. Mit einer Darmkur und Sauerkrautsaft lassen sich dann auch die Schmerzen beheben.

☞ **Heildrink:** Fitmacher, Seite 70.

### AKUPRESSUR GEGEN KOPFSCHMERZEN

Zur Linderung von Kopfschmerzen 15 Sekunden lang folgende Punkte mit dem Daumen drücken: die Mittelpunkte der beiden Schläfen sowie die Punkte, die daumenbreit über der Augenbrauenmitte liegen.

# Krebs (Tumorerkrankungen)

Eine Tumorerkrankung gehört in ärztliche Behandlung. Zur Vorbeugung und zur Nachbehandlung sind Heilsäfte jedoch sehr hilfreich. Säfte sind reich an Vitaminen, Mineralstoffen und Enzymen, die bei Tumorkranken häufig fehlen.

*Säfte können während einer Chemotherapie dazu beitragen, dass die durch die Medikamente entstandenen freien Radikale abgebaut werden.*

\* Rote-Bete-Saft normalisiert den gestörten Zellstoffwechsel und unterstützt die Zellatmung.

\* Bei vielen anderen Obst- und Gemüsesäften ist ebenfalls eine krebshemmende Wirkung bekannt, z. B. bei Kohl.

Wissenschaftler haben zudem festgestellt, dass bei Krebserkrankungen überdurchschnittlich häufig die Darmflora gestört ist. Wichtiger Therapiepfeiler ist daher eine Darmreinigung und -regeneration, z. B. mit den auf den Seiten 72 bis 81 beschriebenen Kuren.

☞ **Heildrink:** Blutreinigungssaft, Seite 64.

## Zell- und Regenerationskur

*Tägliche Kurmittel:* 200 ml Rote-Bete-Saft, 150 ml Karottensaft, 100 ml Schlehdornsaft, 1 EL Brunnenkressesaft

*Durchführung:* Trinken Sie die Säfte über den Tag verteilt, z. B. als Zwischenmahlzeiten. Den Brunnenkressesaft nehmen Sie bereits am Morgen ein. Die Kur dauert einen Monat und sollte mehrmals jährlich durchgeführt werden. Die Säfte sind in kleineren Mengen auch zur ständigen Vorsorge geeignet.

# Leber-Gallen-Leiden

Die Leber ist das zentrale Stoffwechselorgan des Körpers. Sie wird wegen ihrer Leistungsfähigkeit auch als »chemische Fabrik« bezeichnet. Ihre wichtigsten Aufgaben sind die Produktion von Gallensaft für die Fettverdauung und die Entgiftung des Körpers von Stoffwechsel-Abbauprodukten, Alkohol und Medikamenten.

☞ **Heildrink:** Powercocktail (mit Roggenwasser), Seite 70.

## LEBER-GALLEN-STÖRUNGEN ERKENNEN

* Unverträglichkeit bestimmter Nahrungsmittel, z. B. fette Speisen
* Rasche Ermüdbarkeit, Erschöpfung
* Völlegefühl, Blähungen, Übelkeit
* Schmerzen im Oberbauch, Kopfschmerzen speziell nach den Mahlzeiten
* Gelblich graue Verfärbung des Teints, gelblich belegte Zunge

### Leber-Gallen-Kur

Bei den ersten Anzeichen einer gestörten Leber-Gallen-Funktion zur Stärkung von Leber und Galle sowie zur Vorbeugung von Gallensteinen ist diese Kur anzuraten:

*Tägliche Kurmittel:* 50 ml Löwenzahnsaft, 250 ml Artischockensaft, 100 ml Rettichsaft

*Durchführung:* Die Säfte dreimal täglich eine halbe Stunde vor den Mahlzeiten einnehmen. Jeder Saft kann zur Vorbeugung auch über längere Zeit einzeln eingenommen werden.

*Ein Esslöffel Olivenöl nach dem Aufstehen ist eine Wohltat für die überlastete Leber.*

## Magen-Darm-Störungen

Bei Völlegefühl, Blähungen oder Appetitmangel aktiviert eine Saftkur sämtliche Funktionen des Verdauungsystems und beseitigt Störungen nachhaltig. Kartoffelsaft bindet die überschüssige Magensäure und hilft gegen Sodbrennen und krampfartige Magenschmerzen.

☞ **Heildrink:** Magenstärker, Seite 64.

### Magen-Darm-Kur

*Tägliche Kurmittel:* Kartoffel- und Artischockensaft

*Durchführung:* Trinken Sie zweimal täglich je ein halbes Glas Kartoffelsaft; zusätzlich nehmen Sie dreimal pro Tag jeweils einen Esslöffel Artischockensaft zu sich.

*Ein Teelöffel Heilerde nach einem fetten Essen wirkt dem Völlgegefühl nachhaltiger entgegen als das vielgerühmte »Schnäpschen«.*

## Magenschleimhautentzündung (Gastritis)

Die Gastritis ist im Allgemeinen eine Folge von Stress.

✳ Heilsam bei einer Gastritis ist Kohl- oder Kartoffelsaft.

✳ Bei einer Übersäuerung des Magens trinken Sie zweimal täglich vor dem Essen ein kleines Glas Kartoffelsaft.

✳ Bei chronischer Gastritis entsteht häufig ein Magensäuremangel, der mit den Bitterstoffen des Löwenzahn- oder Brennnesselsafts behoben werden kann.

✳ Kräuter wie Dill, Basilikum und Brunnenkresse regen allgemein die Verdauungssäfte an.

✳ Bei Geschwüren und chronischen Entzündungen der Magenschleimhaut fördert eine Kur mit Weißkohlsaft den Heilungsprozess. Es empfiehlt sich eine Trinkkur mit frisch gepresstem Weißkohlsaft, in den man einen Teelöffel eingeweichten Leinsamen gibt. Löffelweise einnehmen und langsam kauen; dreimal täglich durchführen. Wer durch den Weißkohlsaft starke Blähungen bekommt, kann auf Kartoffelsaft umsteigen.

☞ **Heildrink:** Magenschoner, Seite 70.

## Mundgeruch

Mundgeruch kann durch verschiedene Erkrankungen entstehen. Mögliche Ursachen sind kranke Zähne, Zahnfleischentzündung, chronische Verstopfung oder Magenerkrankungen. Mundspülungen mit Säften und Heilpflanzen können eine Behandlung unterstützen:

*Bei Mundgeruch hilft, nach dem Zähneputzen auch die Zunge mit einer weichen Bürste zu reinigen.*

✳ Mundspülungen mit Salbeisaft (aus der Apotheke)

✳ Dillsamen kauen

✳ Frische Melissenblätter kauen, damit der Saft austritt

✳ Saftkur zur Reinigung und Regeneration des Darms (Seite 72–81); zusätzlich täglich ein kleines Glas Sauerkrautsaft trinken.

☞ **Heildrink:** Verdauungscocktail, Seite 66.

## Mundschleimhautentzündung

Bei akuten Beschwerden trägt frisch gepresster Karottensaft durch seinen Gehalt an Vitamin A zur Abheilung der Schleimhautentzündung bei. Wiederkehrende Entzündungen oder Aphthen sind oftmals ein Hinweis auf Vitaminmangel oder eine geschwächte Abwehrlage. Hier helfen Säfte mit hohem Vitamingehalt – vor allem Vitamin A, B und C – und immunstärkenden Stoffen.

☞ **Heildrink:** Gaumenfreude, Seite 67.

## Nervosität

Schwache Nerven benötigen eine vitalstoffreiche Nahrung.

✳ Eine Kur mit Trauben- oder Hafersaft (Rezept Hafervitaldrink, Seite 70) stärkt das Nervensystem.

✳ Bereits in der traditionellen Volksheilkunde war bekannt, dass Säfte aus Wurzelgemüse – z. B. Sellerie, Rote Bete – eine besondere Heilwirkung auf die Nerven besitzen.

✳ Die reinste Nervennahrung sind die Vitamine $B_1$ und $B_3$ sowie Spurenelemente wie beispielsweise Magnesium, die reichlich in Spinat, Löwenzahn und Weizenkeimen enthalten sind.

✳ Zur Nervenstärkung sollten Sie jeweils am Abend einen Esslöffel Baldrian- oder Johanniskrautsaft einnehmen. Die Säfte beruhigen und sorgen für einen entspannten und gesunden Schlaf.

☞ **Heildrinks:** Anti-Stress-Drink, Seite 63, und Aufbautonic, Seite 65.

*Baldrian ist der bekannteste und wirksamste Nervenberuhiger. Man kann ihn in Form von Tabletten, als Tee, aber auch als Saft einnehmen.*

## Nierenfunktionsstörungen

Bei vielen Stoffwechselstörungen ist es wichtig, die Nierenfunktion anzuregen, damit Gift- und Schlackenstoffe ausgeschwemmt werden können. Auch zur Vorbeugung von Nieren- und Blasensteinen ist eine Kur mit Säften sinnvoll.

*Zur gründlichen Durchspülung der Harnwege ist zusätzlich zu den Säften eine Trinkmenge von zwei bis zweieinhalb Litern Mineralwasser oder Kräutertee pro Tag erforderlich.*

* Gurkensaft regt die Nierenfunktion an und schwemmt Stoffwechselschlacken aus.
* Trinken Sie dreimal täglich einen Esslöffel Birkensaft mit etwas Wasser.
* Nehmen Sie zweimal täglich kurmäßig über drei Wochen einen Esslöffel Petersiliensaft ein.
* Schlucken Sie dreimal täglich einen Esslöffel Meerrettichsaft; bei Neigung zu Blaseninfekten trinken Sie zusätzlich Johannisbeer- und Karottensaft.

### Nieren-Blasen-Kur

*Tägliche Kurmittel:* Löwenzahn- und Brennnesselsaft, Apfel-Sellerie-Saft

*Durchführung:* Apfel-Sellerie-Saft über den Tag verteilt trinken. Jeweils einen Esslöffel Löwenzahn- und Brennnesselsaft dreimal täglich vor den Mahlzeiten einnehmen.

## Rheuma, rheumatische Beschwerden

*Rheumatismus ist ein eher ungenauer Sammelbegriff für die verschiedensten Gelenk- und Wirbelsäulenerkrankungen. Die Ursachen sind nicht bis ins Letzte geklärt.*

Die regelmäßige Entgiftung und Entschlackung des Organismus steht an oberster Stelle der Rheumatherapie: Gurkensaft sorgt nachhaltig für die Ausschwemmung von Giftstoffen und giftigen Schlacken.

☞ **Heildrink:** Blutreinigungssaft, Seite 64.

### Rheuma-Gicht-Kur

*Tägliche Kurmittel:* Apfelsaft, Brennnesselsaft, Wacholdersaft (aus der Apotheke)

*Durchführung:* Den Apfelsaft nehmen Sie anstelle einer Hauptmahlzeit ein, den Wacholder- und den Kräutersaft dreimal täglich vor den Mahlzeiten. Die Kur kann mehrmals im Jahr durchgeführt werden und sollte jeweils vier Wochen nicht überschreiten, da die längere Einnahme von Wacholdersaft zu Nierenreizungen führen kann.

## Schlafstörungen

Beinahe 40 Prozent aller Erwachsenen leiden unter Schlafstörungen. Mögliche Ursachen sind unter anderem Stress, spätes Abendessen, spätes Fernsehen, ungesunde Ernährung oder seelische Probleme.

* Zur Beruhigung hat sich ein Saft aus Karotten, Sellerie und Petersilie (Rezept Schlafcocktail, Seite 62) bewährt, der abends eingenommen werden sollte.
* Je einen Esslöffel Baldriansaft und Johanniskrautsaft mit etwas Orangen- oder Grapefruitsaft mischen und mit etwas Bienenhonig süßen; abends zur Beruhigung trinken.
* Auch der Hafervitaldrink (Rezept Seite 70) wirkt entspannend und verhilft zu einem ruhigeren Schlaf.

## Schluckauf

Bei einem häufig wiederkehrenden Schluckauf sind folgende Maßnahmen hilfreich:

* Zitronensaft mit Wasser verdünnt trinken
* Dill kauen, bis der Saft austritt
* **Heildrink:** Wake-up, Seite 67.

## Schnupfen

Inhalationen mit Zwiebelsaft reinigen und befreien die oberen Atemwege: Eine Zwiebel fein hacken und leicht quetschen, bis der Saft austritt. Dann in heißes Wasser geben und den Dampf einatmen. Das befreit die Atemwege.

**Tipp** Zusätzlich nachts einen kleinen Teller mit in Scheiben geschnittenen und leicht gequetschten Zwiebeln ans Bett stellen.

* **Heildrink:** Aufbaudrink, Seite 63.

*Wer zu heftig schnäuzt, presst die Erreger eventuell in die Nebenhöhlen und verschlimmert das Ganze dadurch.*

### Schuppen

Schwefelhaltige Säfte reduzieren die Schuppenbildung: Meerrettich, Zwiebeln, Sauerkraut und Zitronen. Von dem Meerrettichsaft kurmäßig dreimal täglich jeweils einen Esslöffel über mehrere Wochen hinweg einnehmen; außerdem in der Küche viel Meerrettich verwenden.

☞ **Heildrink:** Mineralspender, Seite 61.

### Schuppenflechte (Psoriasis)

*So ungeklärt die Ursachen der Schuppenflechte sind, so klar steht fest: Mit der Sanierung Ihres Immunsystems befinden Sie sich auf dem besten Weg zur Heilung.*

Die Schuppenflechte ist eine hartnäckige Hautkrankheit, deren Ursachen bislang nicht genau bekannt sind. Saftkuren, die regelmäßig übers Jahr verteilt vorgenommen werden, können langfristig zu einer Verbesserung führen.

☞ **Heildrink:** Stoffwechseldrink, Seite 67.

### Übergewicht

Gemüsesäfte sind im Gegensatz zu Fruchtsäften kalorienarm. Saftfastenkuren sind der ideale Einstieg zur Gewichtsreduzierung (Seite 72–81).

☞ **Heildrink:** Entschlackungssaft, Seite 61.

---

## TIPPS ZUR GEWICHTSREDUKTION

* Zwei Gläser Gurkensaft oder andere Gemüsesäfte anstelle des Abendessens einnehmen
* Kuren mit Löwenzahn- und Brennnesselsaft zweimal jährlich zur Ankurbelung des Stoffwechsels durchführen
* Alkoholverzicht
* Einen Safttag pro Woche mit Gemüsesäften
* Jede Möglichkeit zur Bewegung nutzen, z. B. Treppensteigen statt Rolltreppe fahren
* Langsame und dauerhafte Gewichtsabnahme: ein halbes Kilogramm pro Woche ist ideal

## MINERALSTOFF- UND VITAMINMANGEL

Depressiven Verstimmungen liegt häufig ein Mangel an bestimmten Mineralien und Vitaminen zu Grunde, besonders an den Vitaminen B3 und E und an Magnesium. Zur Behebung der Unterversorgung sollten Sie diese Mineralien und Vitamine am besten etwa sechs Wochen kurmäßig und gezielt einnehmen.

## Verdauungsschwäche

Mit zunehmendem Alter wird die Verdauungstätigkeit träger. Milchsaure Säfte und Sauermilchprodukte können sie wieder flott machen.

* Dreimal täglich einen Esslöffel Sauerkrautsaft vor den Mahlzeiten einnehmen.
* Ananassaft mit seinem hohen Anteil an Bromelain regt die Verdauungsenzyme an; Sie können ihn auch mit Grapefruitsaft mixen.
☞ **Heildrink:** Aufbautonic, Seite 65.

## Verstimmungen, depressive

»Sauer macht lustig« oder »Wermut heilt Schwermut« sind Volksweisheiten, die den Zusammenhang zwischen Ernährung und seelischem Befinden deutlich machen. Die in Artischocke und Löwenzahn enthaltenen tonisierenden Bitterstoffe regen nicht nur den Darm an, sondern hellen auch die Stimmung auf. Der wirkungsvollste Pflanzensaft bei depressiven Verstimmungen ist jedoch Johanniskrautsaft.

* Viermal täglich einen Esslöffel von mit Wasser verdünntem Johanniskrautsaft einnehmen.
* Zwei Esslöffel Haferwasser wechselweise mit Tomaten-, Karotten- oder Orangensaft mischen; zweimal täglich ein Glas trinken.

*Das in Johanniskraut enthaltene Hypericin hellt nicht nur die Stimmung auf, es aktiviert auch die Zellatmung und steigert damit das allgemeine Wohlbefinden.*

## Verstopfung

Chronische Verstopfung führt zu einer Anhäufung von Stoffwechsel-Endprodukten. Säfte aus Sauerkraut und Knoblauch binden die Gifte und bringen die Verdauung in Schwung:

* ✳ Dreimal täglich ein kleines Glas Sauerkrautsaft trinken.
* ✳ Dreimal täglich einen Esslöffel Knoblauchsaft in etwas Gemüsebrühe einnehmen.
* ✳ Sorgen Sie für eine ballaststoffreiche Ernährung, und nehmen Sie eventuell zusätzlich Weizenkleie oder Leinsamen ein. Wichtig ist eine ausreichende Flüssigkeitsmenge – mindestens zwei bis zweieinhalb Liter täglich –, sonst bewirken die Ballaststoffe den gegenteiligen Effekt.
* ✳ Bei akuter Verstopfung hilft oft einmalig Sauerkrautsaft, bei chronischer Verstopfung ist eine Kur zu empfehlen.

☞ **Heildrink:** Verdauungscocktail, Seite 66.

### Kur zur Darmanregung

*Tägliche Kurmittel:* $1/2$ Glas Pflaumensaft, 1 Glas Apfelsaft, 2 EL Weizenkleie, 3 EL Knoblauchsaft
*Durchführung:* Trinken Sie morgens nüchtern den Pflaumensaft, mittags und nachmittags nehmen Sie den Apfelsaft und dreimal täglich vor den Mahlzeiten den Knoblauchsaft mit etwas Gemüsebrühe ein. Bei einer Neigung zu chronischer Darmträgheit ist eine Kur über mehrere Wochen sinnvoll.

## Warzen

*Früher wurden Warzen mit Schöllkraut behandelt. Die Pflanze ist allerdings giftig und reizt die Haut stark.*

Warzen sind gutartige, meist durch Viren hervorgerufene Wucherungen der Haut. Oftmals entziehen sie sich hartnäckig der üblichen Therapie. Die äußerliche Anwendung von Knoblauchsaft bringt oft erstaunliche Erfolge: Betupfen Sie die Warzen mehrmals täglich mit Knoblauchsaft, und umwickeln Sie die Stellen abends mit einem in Knoblauchsaft getränkten Tuch.

☞ **Heildrink:** Blutreinigungssaft, Seite 64.

## Wetterfühligkeit

Viele Menschen reagieren auf eine Wetteränderung mit Unwohlsein, Blutdruckschwankungen und Schwindelgefühl.

✳ Eine Kur mit dem Hafervitaldrink (Rezept Seite 70) fördert die Anpassung des Organismus an Wetterschwankungen.

☞ **Heildrink:** Fitnessdrink, Seite 63.

## Wunden

Die antibiotischen Eigenschaften des Knoblauchs lassen entzündete oder eitrige Hautpusteln schneller abheilen. Mehrmals täglich die Wunden mit frischem Knoblauchsaft betupfen.

☞ **Heildrink:** Vitaminspender, Seite 65.

## Wurmkrankheiten

Das ätherische Öl der Karotten wirkt lähmend auf Maden und Spulwürmer. Bei einer Wurmkur nimmt man mindestens drei Tage lang so viel frisch gepressten Karottensaft und geriebene Karotten wie möglich zu sich. Die »wehrlos« gemachten Parasiten werden dann mit Abführmitteln aus dem Darm geschleust. Zur intensiven Reinigung des Darms ist anschließend eine Knoblauchkur notwendig: dreimal täglich ein Esslöffel Knoblauchsaft in Gemüsebrühe oder Gemüsesäften gelöst.

☞ **Heildrink:** Red Star, Seite 67.

*Bei Wurmbefall sollten Sie sich auf keinen Fall allein auf die Naturmedizin verlassen, sondern einen Arzt konsultieren.*

## Zahnfleischbluten

Spülungen mit Grapefruit- oder Zitronensaft beseitigen Zahnfleischbluten.

☞ **Heildrink:** Gaumenfreude, Seite 67.

## Zahnschmerzen

Den schmerzenden Zahn und das umliegende Zahnfleisch mit frisch gepresstem Knoblauchsaft einreiben.

☞ **Heildrink:** Regenerationsdrink, Seite 62.

# Naturkosmetik mit Säften

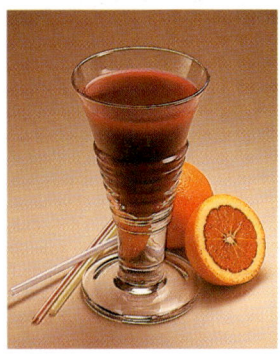

**Durch ihren hohen Gehalt an B-Vitaminen ist der Saft der Blutorange eine Wohltat für die Haut.**

»Wer schön sein will, muss leiden.« – behauptet jedenfalls ein altes Sprichwort. Und der Volksmund hat nicht ganz Unrecht. Beeinflusst vom aktuellen, mediengeprägten Schönheitsideal, wurden in der Vergangenheit zahlreiche Kosmetika nach unterschiedlichsten Kriterien ausgewählt, in den seltensten Fällen jedoch danach, ob sie wirklich der Gesundheit von Haut und Haaren dienten. In früheren Zeiten dagegen war die Körperpflege mit Produkten aus der Natur eine wohltuende Notwendigkeit. Auch in unserer Zeit brauchen es nicht immer teure Kosmetika zu sein, denn die Haut- und Körperpflege mit frischen Obst- und Gemüsesäften ist qualitativ hochwertig und hat den großen Vorteil, vollkommen ohne jegliche Konservierungs- und Zusatzstoffe, Risiken und Nebenwirkungen auszukommen.

## Schönheitspflege ohne Chemie

*Viele der in Cremes enthaltenen Konservierungsstoffe lösen Allergien aus. Leider besteht bis heute keine lückenlose Pflicht zur Deklarierung der Inhaltsstoffe.*

Unsere Haut ist von einem Schutzfilm – dem Säuremantel – umgeben. Dieser entsteht aus den Verdunstungen und Absonderungen der Schweißdrüsen und soll Krankheitskeime fernhalten, denn die meisten Bakterienstämme können sich im sauren Milieu nicht vermehren. Säfte haben die Fähigkeit, diesen Säuremantel zu regenerieren.

Die meisten Zutaten sind im Haushalt in aller Regel vorhanden. Die Rezepte lassen sich ohne großen Aufwand umsetzen – ideal für alle, deren Zeit knapp bemessen ist. Säfte aus Gurken,

Karotten und Kartoffeln, ergänzt mit Milchprodukten und Getreide, sorgen für eine schöne Haut. Die Rezepte mit Wildkräutersäften sind etwas aufwendiger. Wer sich jedoch intensiv mit dem Thema »Säfte und Schönheit« beschäftigt, möchte bald nicht mehr auf die heilenden Wirkungen und pflegenden Effekte der grünen Säfte verzichten.

Am besten ist es natürlich, wenn Sie die Säfte gleichzeitig innerlich und äußerlich anwenden. Wer täglich ein Glas Karottensaft trinkt, bekommt einen schönen, leicht bräunlichen Teint; Nägel und Haare erhalten ihre Festigkeit wieder.

*Am wirksamsten sind Obst und Gemüse in der Naturkosmetik, wenn sie sowohl äußerlich als auch innerlich angewendet werden.*

## SÄFTE ALS SCHÖNHEITSMITTEL

* Ananas: das Enzym Bromelain öffnet verstopfte Hautporen
* Apfel: Pektin steigert die Feuchtigkeitsaufnahme der Haut
* Banane: für eine samtige Haut
* Gurke: macht die rauhe Haut wieder weich, wirkt durchblutungsfördernd
* Johannisbeere: gegen erweiterte Äderchen
* Karotte: Allround-Schönheitsmittel für Haare, Haut und Nägel
* Kartoffel: versorgt die Haut mit wertvollen Mineralstoffen
* Knoblauch: desinfiziert Wunden, beseitigt Warzen
* Meerrettich: Schwefel wirkt gegen unreine Haut und Schuppen
* Orange: reinigendes Gesichtswasser mit vielen Vitaminen
* Petersilie: gegen Akne und unreine Haut
* Sauerkraut: Milchsäure schützt den Säuremantel der Haut
* Sellerie: gegen Lidschwellungen
* Zitrone: sauer macht lustig und schön
* Zwiebel: kräftigt und festigt Fingernägel

Gleichzeitig kann man reinen Karottensaft auch für die tägliche Gesichtspflege benutzen: Betupfen Sie einfach morgens und abends Ihre Haut mit unverdünntem Karottensaft.

## Haarpflege

* Ein Schuss Zitronensaft bei der letzten Spülung verleiht dem Haar Glanz und Festigkeit.
* Zerkleinern und zerquetschen Sie zwei Handvoll Brennnesseln, und verdünnen Sie den Saft anschließend mit Wasser. Nun die Mischung in die Kopfhaut einmassieren, kurz einwirken lassen und ausspülen. Diese einfach herzustellende Lotion stärkt die Kopfhaut und verleiht dem Haar Glanz.

## Hautreinigung und -straffung

*Gurkensaft unterstützt die Ausschwemmung von Giftstoffen und ist nicht zuletzt dadurch eine Wohltat für unser größtes Organ – die Haut.*

Gurkensaft erfrischt und strafft die ermüdete Haut einerseits und reinigt andererseits die fettige Haut gründlich. Außerdem bleicht Gurkensaft Pigmentflecken und Sommersprossen. Er macht selbst rauhe Hände wieder weich.

### Karottensaft-Hafer-Maske

*Zutaten:* 2 EL Karottensaft, 2 EL Hafermehl, 1 EL Weizenkeimöl
*Zubereitung:* Karottensaft und Hafermehl zu einem Brei verrühren und auf Gesicht und Hals auftragen; etwa 20 Minuten einwirken lassen. Anschließend mit reichlich lauwarmem Wasser entfernen.

### KARTOFFELSAFT

Kartoffelsaft ist besonders geeignet für normale und fettige Haut. Gesicht und Dekolletee regelmäßig mit dem Saft betupfen oder einfach hauchdünne Kartoffelscheiben auflegen, damit der Saft austreten kann.

## Gesichtspflege für Mischhaut

*Zutaten:* 2 EL Gurkensaft, 2 EL Seesand-Mandelkleie
*Zubereitung:* Gurkensaft und Mandelkleie gut miteinander verrühren und auf Gesicht und Hals auftragen; die Maske zehn Minuten einwirken lassen. Wirkt beruhigend auf Mischhaut.

## Gurkensaftgesichtsmaske

*Zutaten:* 2 EL Gurkensaft, 2 EL Sojamehl
*Zubereitung:* Gurkensaft und Sojamehl zu einem Brei verrühren und auf Gesicht und Hals auftragen; etwa 20 Minuten einwirken lassen. Dann mit reichlich lauwarmem Wasser entfernen.

## Gesichtspflege für trockene und reifere Haut

*Zutaten:* 2 EL Avocado, 2 EL Mandelkleie
*Zubereitung:* Das Fruchtfleisch der Avocado mit einer Gabel zerdrücken und mit der Kleie verrühren; auf Gesicht und Hals auftragen und ca. 15 Minuten einwirken lassen. Anschließend mit lauwarmem Wasser gründlich abwaschen.

## Schönheitsmaske

*Zutaten:* 2 EL Karottensaft, 2 EL Mandelkleie, 1 EL Sahne, 1 steif geschlagenes Eiweiß, 1 TL flüssiger Bienenhonig, 1 Spritzer Zitronensaft
*Zubereitung:* Alle Zutaten verrühren und mit einem Backpinsel auftragen. 10 Minuten einwirken lassen, lauwarm abwaschen.

*Das in der Ananas enthaltene Enzym Bromelain öffnet verstopfte Poren. Vitamin E im Weizenkeimöl verschönt und glättet die Haut.*

## Anti-Falten-Maske

*Zutaten:* 3 EL Ananassaft, 1 EL Haferflocken, etwas Milch, 1 TL Weizenkeimöl
*Zubereitung:* Die Haferflocken mit etwas Milch quellen lassen und mit dem frisch gepressten Ananassaft und dem Weizenkeimöl verrühren. Auf Gesicht und Dekolletee auftragen. Nach 20 Minuten mit warmem Wasser abspülen.

### Apfelgesichtswasser

*Zutaten:* 1 Apfel, 2 EL Zitronensaft, $^1/_8$ l Orangenblütenwasser

*Zubereitung:* Den Apfel fein raspeln und mit Zitronensaft und Orangenblütenwasser vermischen; in ein Glas mit Schraubverschluss einfüllen. Im Kühlschrank aufbewahren.

**Tipp** Das Gesichtswasser möglichst bald verbrauchen! Es ist auch bei kühler Lagerung nur kurze Zeit haltbar.

*Zur Gesichtsreinigung empfiehlt sich auch ein Dampfbad. Geben Sie dazu 100 Milliliter Apfelessig auf 1 Liter kochendes Wasser.*

### Apfelmaske

*Zutaten:* 1 Apfel, Hafermehl

*Zubereitung:* Den Apfel fein reiben, mit etwas Hafermehl binden und auf Gesicht und Dekolletee auftragen. Nach 20 Minuten entfernen und mit reichlich warmem Wasser nachspülen.

### Blitzkur – Schnellmaske zum Ausgehen

*Zutaten:* 2 EL frischen Fruchsaft (wahlweise Karotten-, Gurken- oder Orangensaft), 1 Eiweiß, Weizenkeime

*Zubereitung:* Eiweiß schaumig schlagen, vorsichtig Fruchtsaft und Weizenkeime unterheben und zu einem Brei vermischen.

**Gerade für hellhäutige Typen sind Masken mit Karottensaft geeignet.**

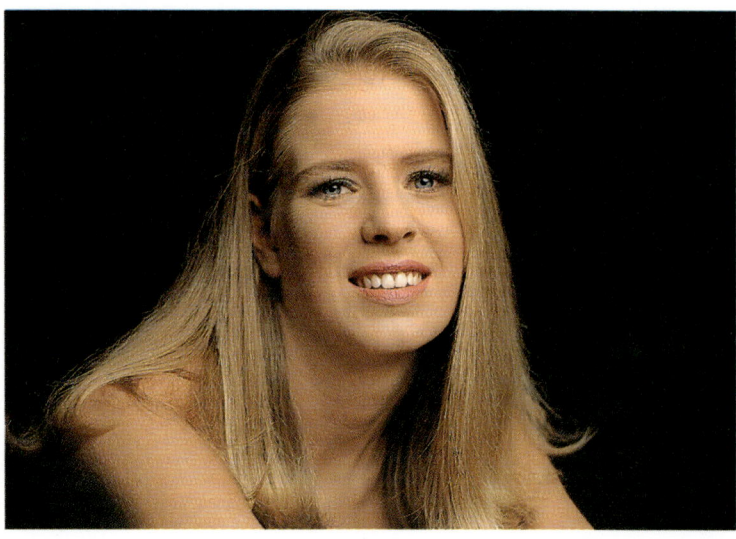

## PEKTIN – DER APFELWIRKSTOFF

Das im Apfel enthaltene Pektin steigert die Feuchtigkeitsaufnahme der Haut. Äußerliche Anwendungen mit Äpfeln sind daher besonders für trockene und reife, zu Faltenbildung neigende Haut geeignet.

Diesen auf Gesicht und Dekolletee auftragen (Augenpartie frei lassen) und 15 Minuten einwirken lassen. Zunächst mit lauwarmem, dann mit kaltem Wasser abwaschen.

### Selleriesaft gegen Lidschwellungen

Sofern eine krankhafte Ursache, z. B. Nierenerkrankung, ausgeschlossen werden kann, ist eine äußerliche Behandlung mit Selleriesaft bei Lidschwellungen sehr wirkungsvoll: Betupfen Sie mehrmals am Tag das Unterlid mit frisch gepresstem Selleriesaft.

**Tipp** Zur Reinigung nach dem Abschminken eignet sich vorzüglich Orangensaft.

### Banane für samtige Haut

*Zutaten:* 1 Banane, Mandelöl
*Zubereitung:* Die Banane zerdrücken, mit dem Öl vermischen und den Brei dick auf den Hals auftragen. Darüber eine feuchtheiße Kompresse legen und 20 bis 30 Minuten einwirken lassen. Den Brei entfernen und mit reichlich warmem Wasser nachspülen.

### Erdbeersaftmaske

*Zutaten:* 4 EL Erdbeersaft, Quark
*Zubereitung:* Die Zutaten verrühren, bis eine streichfähige Masse entsteht; auf Gesicht und Dekolletee auftragen. Nach 20 Minuten entfernen und mit reichlich warmem Wasser abwaschen.

*Papayasaft können Sie jeder Maske zugeben. Von dem hohen Gehalt an Enzymen profitiert vor allem die reifere Haut.*

### Zwiebelsaftmaske gegen fettige und unreine Haut

*Zutaten:* 2 EL Zwiebelsaft, Hafermehl, 1 Tropfen Honig

*Zubereitung:* Den frisch gepressten Zwiebelsaft mit Hafermehl und Honig verrühren und auf das Gesicht auftragen; nach 15 Minuten entfernen und mit reichlich lauwarmem Wasser abspülen.

### Sauerkrautsaft gegen fettige Gesichtspartien

Der Schwefelgehalt des Sauerkrauts hemmt die übermäßige Talgdrüsenproduktion der Haut: Betupfen Sie die zur Überfettung neigenden Gesichtspartien Stirn, Nase und Kinn mit frischem Sauerkrautsaft.

*Sauerkraut ist eine besonders vielseitige Zutat in der Naturkosmetik.*

### Stärkung des Säureschutzmantels

Die im Sauerkraut enthaltene Milchsäure regeneriert den angegriffenen Säureschutzmantel der Haut und zieht große Poren zusammen: Die Haut mit Sauerkrautsaft betupfen oder etwas Sauerkraut mit einem feuchten Tuch auf betroffene Hautstellen legen. Nach 15 Minuten entfernen und gründlich abspülen.

**Nach so gut wie allen Masken sollten die behandelten Hautstellen gründlich mit Wasser abgespült werden.**

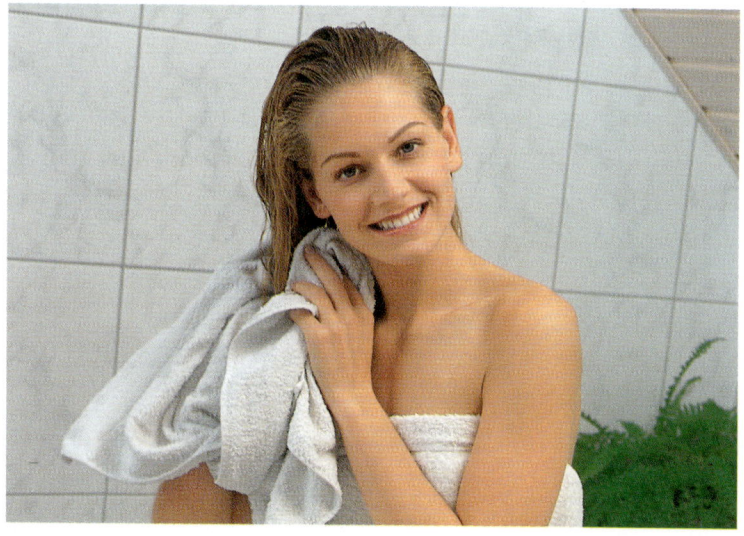

## GESICHTSGYMNASTIK ZUR HAUTSTRAFFUNG

Nehmen Sie sich morgens und abends ein paar Minuten Zeit für die nachfolgenden Übungen, und sie behalten lange eine jugendliche Haut.

* Sagen Sie dreimal hintereinander langsam, etwas gedehnt A-E-O. Strecken Sie im Anschluss die Zunge heraus, so weit Sie können.

* Füllen Sie Ihre Backen prall mit Luft, zählen Sie bis sechs, und lassen Sie die Atemluft langsam entweichen.

* Heben Sie Ihre Augenbrauen so weit Sie können nach oben. Zählen Sie bis sechs, und entspannen Sie dann Ihre Augen.

*Mit gezielten Übungen zum Training der Gesichtsmuskulatur können Sie Ihre Haut länger straff halten.*

## Unreine Rückenhaut

Wenn Ihre Rückenhaut zu Unreinheiten neigt, eignen sich Auflagen mit Sauerkrautsaft.

## Lippenpflege

Massieren Sie Ihre Lippen nach jedem Zähneputzen mit der sauberen Zahnbürste und kaltem Wasser. Tragen Sie anschließend eine Mischung aus Karottensaft und Honig auf. So bekommen Ihre Lippen eine gesunde rote Farbe.

## Nagelpflege

* Reiben Sie brüchige Fingernägel mit Zwiebelsaft ein. Bald gewinnen die Nägel wieder an Festigkeit.

* Gegen spröde und brüchige Fingernägel hilft auch Zitronensaft. Reiben Sie Ihre Nägel so oft wie möglich damit ein.

## Zahnpflege

Putzen Sie Ihre Zähne zweimal wöchentlich mit Zitronensaft – das macht sie weißer und gibt einen angenehmen Geschmack.

# Tabellen

## Brennwert von Obstsäften (Angaben bezogen auf 100 ml)

| OBSTSAFT | BRENNWERT | | OBSTSAFT | BRENNWERT | |
|---|---|---|---|---|---|
| Ananassaft | 43 kcal | 180 kJ | Johannisbeersaft | | |
| Apfelsaft | 54 kcal | 226 kJ | schwarz | 34 kcal | 142 kJ |
| Birnensaft | 43 kcal | 180 kJ | Kirschsaft | 47 kcal | 196 kJ |
| Grapefruitsaft | 26 kcal | 108 kJ | Orangensaft | 26 kcal | 108 kJ |
| Holundersaft | 45 kcal | 188 kJ | Traubensaft | 75 kcal | 314 kJ |
| Johannisbeersaft | | | Wassermelonensaft | 26 kcal | 108 kJ |
| rot | 40 kcal | 167 kJ | Zitronensaft | 10 kcal | 41 kJ |

## Brennwert von Gemüsesäften

| GEMÜSESAFT | BRENNWERT | | GEMÜSESAFT | BRENNWERT | |
|---|---|---|---|---|---|
| Brunnenkressesaft | 9 kcal | 37 kJ | Rote-Bete-Saft | 42 kcal | 175 kJ |
| Gurkensaft | 9 kcal | 37 kJ | Sauerkrautsaft | 5 kcal | 20 kJ |
| Kartoffelsaft | 20 kcal | 84 kJ | Selleriesaft | 20 kcal | 83 kJ |
| Karottensaft | 36 kcal | 150 kJ | Spinatsaft | 14 kcal | 58 kJ |
| Kohlsaft | 22 kcal | 92 kJ | Tomatensaft | 19 kcal | 79 kJ |
| Petersiliensaft | 22 kcal | 92 kJ | Wildkräutersaft | 12 kcal | 50 kJ |
| Rettichsaft | 19 kcal | 79 kJ | Zwiebelsaft | 34 kcal | 142 kJ |

## Gewichte von Obst

| OBST (MITTELGROSS) | 1 STÜCK | OBST (MITTELGROSS) | 1 STÜCK |
|---|---|---|---|
| Apfel | 150 g | Honigmelone | 750 g |
| Aprikose | 50 g | Orange | 150 g |
| Banane | 150 g | Pfirsich | 125 g |
| Birne | 150 g | Pflaume | 35 g |
| Grapefruit | 375 g | | |

## Gewichte von Gemüse

| GEMÜSE (MITTELGROSS) | 1 STÜCK | OBST (MITTELGROSS) | 1 STÜCK |
|---|---|---|---|
| Gurke | 375 g | Sellerie | 500 g |
| Karotte | 75 g | Spargel, | |
| Kartoffel | 100 g | eine Portion | 250 g |
| Kohlrabi | 150 g | Zucchini | 200 g |
| Paprikaschote | 200 g | Zwiebel | 50 g |

## Saftertrag

| OBST UND GEMÜSE | 1 STÜCK | OBST UND GEMÜSE | 1 STÜCK |
|---|---|---|---|
| Beeren | 50–55 g | Tomaten | 50–65 g |
| Brennnessel | 40–60 g | Trauben | 55–65 g |
| Karotten | 60–65 g | Weißkohl | 50–55 g |
| Kernobst | 50–55 g | Wurzelgemüse | 50–55 g |
| Orangen | 55–60 g | | |

## Abkürzungsverzeichnis

| KURZFORM | LANGFORM | KURZFORM | LANGFORM |
|---|---|---|---|
| dl | Deziliter (1 dl = 0,1 l) | mg | Milligramm |
| EL | Esslöffel | | (1 mg = 0,001 g) |
| g | Gramm | ml | Milliliter |
| kcal | Kilokalorie (= 4,184 KJ) | µg | Mikrogramm |
| kJ | Kilojoule | | (1 µg = 0,000 001 g) |
| l | Liter | TL | Teelöffel |

# Fachbegriffe

*Antibiotisch:* wirksam gegen Bakterien

*Antimykotisch:* wirksam gegen Pilze

*Antiviral:* wirksam gegen Viren

*Betain:* Eiweißbaustein für die Leberentgiftung

*Betanin:* hemmt Viren und Bakterien, z. B. enthalten in Roter Bete

*Bromelain:* Enzym, das besonders gegen Entzündungen, Gelenk-schmerzen und Verdauungsstörungen wirkt

*Cholesterin* ist eine fettähnliche Substanz, die überwiegend aus tieri-schen Nahrungsmitteln wie Innereien, Eigelb oder Leber stammt. Ein Übermaß an LDL-Cholesterin verschlechtert die Fließeigenschaften des Blutes und kann zu Arterienverkalkung führen.

*Darmflora:* nützliche Darmkeime, die die Verdauung fördern

*Enzyme:* hochwirksame, natürliche Eiweißstoffe, die sämtliche Stoff-wechselvorgänge ermöglichen bzw. beschleunigen

*Flavonoide:* Krebsschutzstoffe in Obst und Gemüse

*Die Vitamine A, C und E können freie Radikale unschäd-lich machen.*

*Freie Radikale:* chemisch stark reagierende Spaltprodukte, die im Körper von selbst oder durch Einwirkung von außen (Sonnenstrah-len, Smog, Rauchen, Umweltgifte) entstehen. Sie sind äußerst aggressiv, greifen die Körperzellen an und können sogar den Zellkern schädigen.

*Hypertonie:* Bluthochdruck

*Hypotonie:* niedriger Blutdruck

*Pektin:* Faserstoff mit starker Quellfähigkeit, besonders reichlich ent-halten in Äpfeln und verschiedenen Gemüsesorten

*pH-Wert:* Maßzahl für die Säurestärke einer Flüssigkeit; die Skala reicht von 0 bis 14 (unter 7 = sauer; 7 = neutral; über 7 = sauer).

*Spurenelemente:* Von diesen Stoffen benötigt unser Körper nur winzi-ge Mengen. Fehlt ihm allerdings ein Spurenelement, kann dies schwerwiegende Folgen haben. Beispiele für wichtige Spurenele-mente: Selen, Eisen, Kupfer, Zink.

*Ulkus:* Geschwür

*Worcestersauce:* pikante Sauce zum Würzen, benannt nach der engli-schen Stadt Worcester

## Empfohlene Literatur

*Elmadfa, Aign, Fritzsche:* Nährwerte. Gräfe und Unzer. München 1996
*Kordich, Jay:* Fit durch Säfte. Heyne Verlag. München 1995
*Lohmann, Maria:* Therapiehandbuch Naturheilkunde. Gustav Fischer Verlag. Ulm 1997
*Weiß, Rudolf Fritz:* Lehrbuch der Phytotherapie. Hippokrates Verlag. Stuttgart 1991

## Über die Autorin

Maria Lohmann unterhält seit einigen Jahren zusammen mit einer Kollegin eine Gemeinschaftspraxis für Naturheilkunde in München. Zuvor lernte sie in verschiedenen medizinischen Verlagen, wie moderne Gesundheitsratgeber konzipiert und geschrieben werden. Seitdem hat sie als Fachautorin bereits mehrere Bücher zu medizinischen Themen veröffentlicht.

## Haftungsausschluss

Die Inhalte dieses Buches sind sorgfältig recherchiert und erarbeitet worden. Dennoch kann weder die Autorin noch der Verlag für alle Angaben im Buch eine Haftung übernehmen.

## Bildnachweis

Foto Traudel Bühler, Augsburg: 35, 36, 48; FOOD Archiv, München: 4, 7, 8, 14–24, 29, 31, 40, 43, 76, 80, 83, 85, 99, 114; Jens Kron, Augsburg: 38, 68, 92; PhotoPress Bildagentur GmbH, Stockdorf/München: 5 (Aska); Kurt Stein, Murnau: 50; Weltbild Verlag GmbH, Augsburg: 3; Studio für Illustration und Fotografie Sascha Wuillemet, München: 2, 118, 120; ZEFA Zentrale Farbbild Agentur GmbH, Frankfurt: 11 (Reinhard), 26 (Janicek), 28 (Keller), 47 (Jonas), 53 (Freytag), 56 (Reinhard), 60 (K. + H. Benser), 62 (Rosenfeld), 65 (Rosenfeld), 71 (K. + H. Benser), 73 (Rossi), 82 (Photo Researchers), 109 (Rosenfeld)

## Impressum

Es ist nicht gestattet, Abbildungen und Texte dieses Buches zu digitalisieren, auf PCs oder CDs zu speichern oder auf PCs/Computern zu verändern oder einzeln oder zusammen mit anderen Bildvorlagen-Texten zu manipulieren, es sei denn mit schriftlicher Genehmigung des Verlages.

Midena Verlag
© 1998 Weltbild Verlag GmbH, Augsburg
Alle Rechte vorbehalten

*Redaktion:* Michael Kraft/Anton Feldner
*Bildredaktion:* Miriam Zöller
*Umschlag:* Beatrice Schmucker
*Layout:* Christine Paxmann, München
*Grafik/DTP:* satz & repro Grieb, München
*Druck und Bindung:* Offizin Andersen Nexö, Leipzig
*Reproduktion:* Repro Ludwig, Zell am See (Österreich)

Gedruckt auf chlorfrei gebleichtem Papier

Printed in Germany

ISBN 3-310-00444-9

# Register

# Register